Art direction
Stefano Rossetti / PEPE *nymi*

Progetto grafico
Davide Canesi / PEPE *nymi*

Impaginazione
Paola Convertino / PEPE *nymi*

ISBN 978-88-309-0406-4
Prima edizione: settembre 2024

Giuliano Ubezio

IN FORMA CON IL DOC

Regole semplici, falsi miti e quiz
per imparare a nutrire bene il corpo

Giuliano Ubezio

IN FORMA CON IL DOC

Regole semplici, falsi miti e quiz
per imparare a nutrire bene il corpo

CAIRO

SOMMARIO

INTRODUZIONE

«Adesso che ho cominciato la dieta, in quanto tempo riuscirò a perdere peso?»

«La pasta posso continuare a mangiarla? Sa, a me piace tanto...»

«Qual è il mio peso forma?»

«E quando sono a pranzo fuori, come faccio a seguire la dieta?»

«Ma quindi... cos'è che mi fa bene mangiare?»

Queste sono solo alcune tra le domande più comuni che mi sono sentito rivolgere nel corso della mia esperienza clinica. Sono oltre vent'anni che lavoro come dietista, e nel mio ambulatorio ho parlato con gente di tutti i tipi: dalla persona sovrappeso o obesa che deve dimagrire per motivi di salute allo sportivo che deve tenere sotto controllo l'alimentazione per raggiungere i propri obiettivi agonistici, fino ad arrivare a chi desidera semplicemente perdere qualche chilo in vista dell'estate al mare. Qualunque sia la motivazione – tutte legittime –, il mio ruolo è tenere conto delle esigenze e dei gusti di ogni paziente per ideare e poi stilare un piano alimentare personalizzato e semplice da seguire.

Anno dopo anno, mi sono reso conto che sono in molti a non conoscere le indicazioni base per una corretta alimentazione, e anche chi le conosce spesso ha grosse difficoltà nel metterle in pratica. Eppure, la scorretta alimentazione, insieme allo stile di vita sedentario, è la causa principale dell'accumulo di chili in eccesso: mangiando male o in quantità eccessive, ogni giorno si ingrassa un po' di più, finché non si arriva a uno stato da cui è molto difficile (e faticoso!) tornare indietro e recuperare il proprio peso forma. Non parlo solo di esigenze estetiche: più aumenta il peso, più aumenta la possibilità di sviluppare patologie di vario tipo, soprattutto cardiovascolari e gastrointestinali. Mangiare bene è fondamentale per il nostro benessere psicofisico.

Da qui nasce il mio desiderio di parlare di nutrizione, di alimentazione, di stile di vita sano, e la volontà di rivolgermi al maggior numero possibile di persone. Spinto da questo desiderio – e complici le vuote e lunghe giornate del lockdown – ho cominciato qualche anno fa a parlare di questi temi che mi stanno a cuore sul mio profilo Instagram, cercando di farlo in modo semplice, chiaro, lineare, e immaginando modalità sempre diverse per instaurare un dialogo con chi mi segue. Da allora non ho mai smesso.

Il libro che avete tra le mani è un modo per continuare lungo questa strada, ma anche per ampliare il discorso. Partendo dalla mia esperienza quotidiana, in ambulatorio, e dalle domande che mi pongono i miei pazienti, dalle nostre conversazioni insieme, in queste pagine cercherò di fare un po' di chiarezza su ciò che si intende per alimentazione corretta e stile di vita sano, dispensando consigli pratici e provando a rispondere alle curiosità più disparate. Non è un libro per addetti ai lavori – tutt'altro – né è pensato specificatamente per chi vuole perdere peso: è un libro per chi vuole vivere meglio, per chi tiene alla propria salute, per chi è curioso di esplorare questa parte fondamentale della propria vita. Solo un'avvertenza: tutte le indicazioni e le buone pratiche qui presenti sono pensate per una persona mediamente in salute, chi dovesse invece avere delle patologie specifiche è sempre bene che si rivolga innanzitutto al proprio medico curante.

Il libro è diviso in quattro parti, che corrispondono a quattro macroaree (1. Le basi; 2. Alimentazione e nutrizione; 3. Muoversi; 4. Stile di vita), ognuna delle quali ha al suo interno contenuti di tipo diverso (teorici, consigli pratici, bufale). Ma non è affatto necessario leggere il libro dall'inizio alla fine, né tutto di seguito. I testi sono brevi, colloquiali, autoconclusivi: potrete aprire una pagina a caso, e farlo anche se avete pochi minuti di tempo. E se volete verificare ciò che avete imparato, ho anche immaginato qualche facile quiz...

Non mi dilungo oltre: buona lettura dal Doc!

- GRUPPI ALIMENTARI: CHE COSA SONO?
- LA PIRAMIDE ALIMENTARE DEL DOC
- COME COMPORRE UN PASTO BILANCIATO
- LA CENA È IL PASTO PIÙ IMPORTANTE DELLA GIORNATA?
- LE PROTEINE: A COSA SERVONO E DOVE TROVARLE
- MANGIARE CARNE ROSSA FA SEMPRE MALE?
- LE CALORIE: ALLA BASE DEL REGIME ALIMENTARE
- IL PESO FORMA: COME CALCOLARLO
- VITAMINE: MICRO MA FONDAMENTALI
- DEVO ASSUMERE LA MAGGIOR QUANTITÀ POSSIBILE DI VITAMINE? E GLI INTEGRATORI VANNO SEMPRE BENE?
- I CARBOIDRATI: SONO DAVVERO NEMICI?
- I CARBOIDRATI FANNO INGRASSARE?
- LO ZUCCHERO DI CANNA È MEGLIO DI QUELLO BIANCO?
- IDRATAZIONE: CHE COSA SIGNIFICA?
- ACQUA: LA GIUSTA QUANTITÀ PER CIASCUNO
- CELLULITE E RITENZIONE IDRICA SONO LA STESSA COSA?
- È PIÙ SICURO BERE L'ACQUA MINERALE IN BOTTIGLIA RISPETTO A QUELLA DEL RUBINETTO?
- FIBRE: LE MIGLIORI ALLEATE DEL NOSTRO ORGANISMO
- INTEGRALE O NON INTEGRALE?
- E SE MANGIO TROPPA VERDURA?
- UNA MELA AL GIORNO TOGLIE IL MEDICO DI TORNO?
- A OGNI PASTO CAMBIA COLORE (DELLA FRUTTA)
- MANGIARE FRUTTA A FINE PASTO PEGGIORA LA DIGESTIONE?
- I TEMUTISSIMI GRASSI
- IL BURRO È PIÙ CALORICO DELL'OLIO D'OLIVA?
- BUONSENSO ED EQUILIBRIO

PARTE PRIMA

LE BASI

GRUPPI ALIMENTARI: CHE COSA SONO?

Il primo passo per comporre una dieta equilibrata è imparare a conoscere ciò che si sta mangiando. Qualsiasi alimento – da quelli considerati più salutari a quelli che è meglio centellinare – possiede proprietà e specificità peculiari, una «famiglia» di appartenenza, un determinato motivo per cui è importante per il nostro corpo.

Gli alimenti che ogni giorno arrivano sulla nostra tavola possono in primo luogo essere suddivisi sulla base dei nutrienti che contengono (carboidrati, proteine, grassi, fibre...). Avremmo quindi alimenti glucidici (cioè ricchi di carboidrati), alimenti proteici, alimenti ricchi di grassi e via discorrendo. Gli alimenti di un gruppo si differenziano da quelli degli altri gruppi sulla base della loro caratteristica nutrizionale.

Ma le cose non sono così semplici: molti alimenti possono infatti trovarsi in più di una categoria perché contengono più di un nutriente. È il caso, per esempio, del formaggio, che è un elemento sia proteico sia grasso; del legume, che è sia proteico sia glucidico; della carne rossa, allo stesso tempo grassa e proteica. Non esiste una linea di demarcazione precisa.

Anche per questo è più utile servirsi di un altro tipo di suddivisione, che negli anni è diventata canonica e di cui io e molti miei colleghi utilizziamo. Seguendo quest'idea, gli alimenti possono essere divisi in cinque gruppi fondamentali:

- **cereali, legumi e tuberi** (per esempio pasta, riso, patate, orzo, farro): fonte di carboidrati ed energia, ma anche di vitamina B e proteine carenti di aminoacidi essenziali;
- **frutta e ortaggi**: fonte di fibre, vitamine e minerali, oltre che di antiossidanti;
- **latte e derivati** (per esempio latte, yogurt, formaggi): fonte di calcio, proteine ricche di aminoacidi essenziali e alcune vitamine;
- **carne, pesce e uova**: fonte di oligoelementi, proteine, vitamine del gruppo B;
- **grassi da condimento** (sia di origine vegetale come l'olio d'oliva, sia di origine animale come il burro): fonte di grassi.

Per creare uno schema alimentare salutare e bilanciato è necessario basarsi su tutti questi gruppi alimentari e farlo nelle percentuali corrette.

LA PIRAMIDE ALIMENTARE DEL DOC

La piramide alimentare è un modello pensato per illustrare graficamente – e in maniera immediata – i principi base di un'alimentazione equilibrata. Ciascun gruppo alimentare (vedi pag. 15) viene disposto in una sezione della piramide, alla cui base vengono inseriti gli alimenti da consumare con maggior frequenza e quantità, e in cima quelli da assumere con moderazione.

La facilità di fruizione è uno dei motivi per cui la piramide alimentare si è diffusa moltissimo e ha avuto successo: chiunque, anche una persona con scarsa dimestichezza con la nutrizione o con la medicina in generale, può interpretarla.

Negli anni, sono state ideate decine e decine di piramidi alimentari differenti, a seconda del tipo di dieta e delle abitudini alimentari dei soggetti. In alcune, viene aggiunta anche l'acqua (vedi pag. 37), che in effetti è un elemento imprescindibile per il benessere del nostro organismo; in altre, è stata addirittura inserita l'attività fisica.

La piramide alimentare che ho affinato io nel corso degli anni di professione è basata sulla dieta mediterranea («dieta» in questo caso è da considerare sinonimo di «stile alimentare» e non di «programma dimagrante»), che nel 2024 si è aggiudicata per il settimo anno consecutivo il titolo di «miglior dieta in assoluto» secondo la classifica della rivista «US News & World Report».

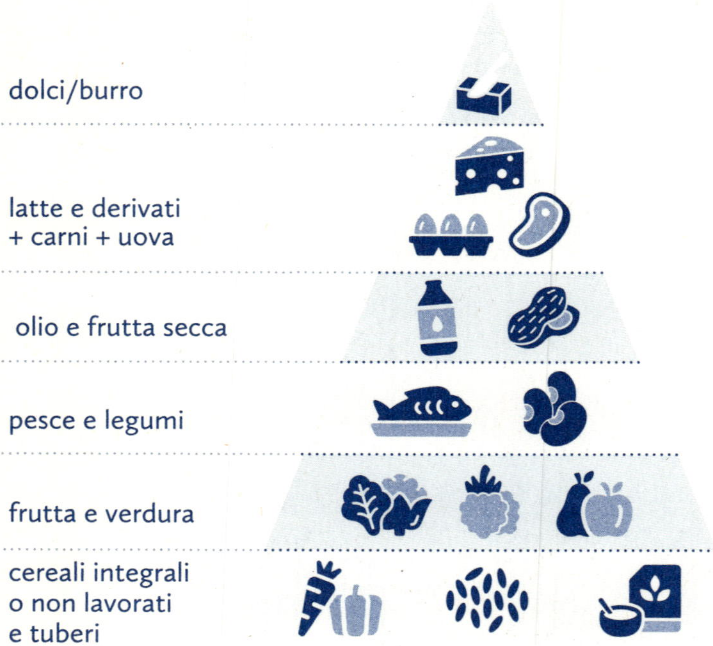

I CONSIGLI DEL DOC

COME COMPORRE UN PASTO BILANCIATO

Partiamo da un presupposto: non esistono alimenti che fanno bene e alimenti che fanno male in senso assoluto. Tutto dipende dalla frequenza con cui li mangiamo, dalla quantità di ogni porzione, dal modo in cui li combiniamo gli uni con gli altri.

Secondo i LARN (Livelli di Assunzione di Riferimento Nutrienti) redatti dalla SINU (Società Italiana Nutrizione Umana), che per noi dietisti sono riferimenti fondamentali, non esiste una frequenza di assunzione standard degli alimenti; esiste piuttosto una frequenza consigliata per sesso e per fascia d'età (per esempio 30-35 anni uomo, 0-6 donna e così via...).

Quello che invece si può fare con relativa facilità è capire come comporre un pasto bilanciato. Un po' come è stato fatto con la piramide alimentare (vedi pag. 18), anche qui è stato elaborato un modello grafico per rendere più semplice la comprensione di ciò che viene raccomandato... E che cosa c'è di più semplice di un normalissimo piatto da cucina?

Ecco, questo è un semplice schema di riferimento da cui partire per comporre un pasto equilibrato. Come car-

PASTO EQUILIBRATO

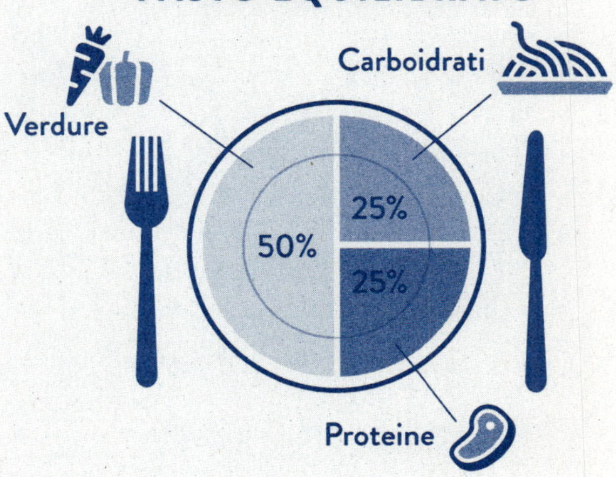

boidrato si può inserire un primo (riso, pasta, orzo...), oppure patate, o anche del semplice pane. L'apporto proteico può essere garantito da alimenti come uova, carne, pesce, legumi, ma anche formaggi. L'aspetto importante da tenere sempre in considerazione è che la verdura sia l'alimento predominante; volendo può anche essere unita alla frutta. Ci sarà poi da aggiungere una minima parte di grassi (olio da condimento) e ovviamente l'acqua, che deve sempre essere presente.

Visto così, può sembrare uno schema molto prescrittivo e poco gustoso, ma in realtà si può adattare a una quantità infinita di ricette e possibilità.

Un riso con pollo al curry e peperoni è un pasto bilanciato. Una pasta al pomodoro, seguita da un uovo al tegamino con asparagi è un piatto bilanciato. Ma, prestando un po' di attenzione alle quantità, può diventare un piatto bilanciato anche un panino con farcitura di insalata, pomodoro, cavolo, spinaci, a cui si aggiunge una scatoletta di tonno.

Insomma, ci si può sbizzarrire ai fornelli anche restando aderenti a un regime alimentare sano ed equilibrato. L'importante è tenere presente che non conta solo il «cosa» si mangia, ma anche il «quanto» si mangia. Il corpo di ciascuno di noi necessità di un apporto calorico specifico (dipende dall'età, dal sesso, dall'attività fisica svolta quotidianamente e da altri fattori ancora); dunque, nel comporre il proprio pasto equilibrato, sarà importante tenere fisse le percentuali dei singoli gruppi alimentari mutandone le quantità a seconda del proprio personale fabbisogno energetico giornaliero.

NE SEI PROPRIO SICURO?

LA CENA È IL PASTO PIÙ IMPORTANTE DELLA GIORNATA?

Risposta breve: ovviamente no.

Risposta dettagliata: spesso la nostra routine giornaliera ci induce a seguire un'errata distribuzione dei pasti. A causa degli orari lavorativi, molte persone si limitano a un caffè e una brioche al mattino, per poi pranzare al volo con qualcosa di preconfezionato per non interrompere il flusso di lavoro e infine, quando gli impegni sono finalmente archiviati, lasciarsi andare a una cena abbondante, magari preceduta da un aperitivo con patatine, stuzzichini e un buon bicchiere di vino. Per quanto comprensibile, si tratta di uno stile di vita poco corretto.

La distribuzione delle calorie assunte nel corso di una giornata prevede questa suddivisione percentuale:

- 20% colazione;
- 40% pranzo;
- 30% cena;
- 5% spuntino metà mattina;
- 5% spuntino metà pomeriggio.

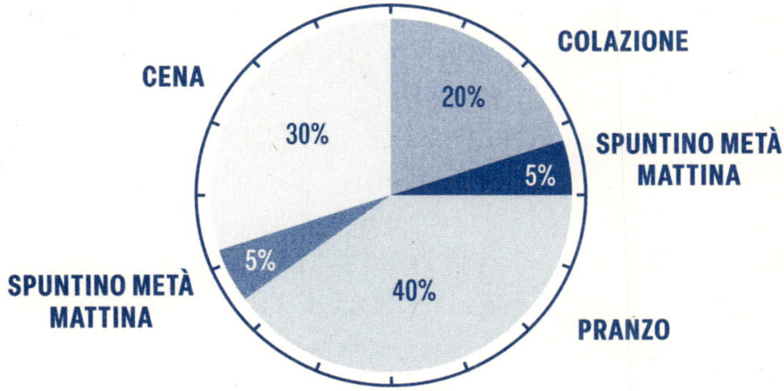

I pasti che assumiamo durante la giornata dovrebbero grossomodo corrispondere al numero di calorie che andremo a consumare da quel momento fino al pasto successivo (e che quindi varia in base alle attività che ciascuno di noi svolge nel corso della giornata). Va da sé che, se la gran parte delle calorie giornaliere vengono ingerite poco prima di andare a dormire, quando il corpo non ha la necessità di consumarle, si verifica un'eccedenza di zuccheri e grassi, che andranno poi a depositarsi sotto forma di grasso adiposo.

LE PROTEINE: A COSA SERVONO E DOVE TROVARLE

Le proteine sono un ampio gruppo di composti organici formati da sequenze di aminoacidi legate tra loro attraverso legami peptidici. Possiamo immaginare una proteina come una collana di perle, in cui ogni singola perla è un aminoacido, mentre i legami peptidici sono rappresentati dallo spago in cui le perle sono infilate.

Alcuni di questi aminoacidi sono «essenziali», altri «limitatamente essenziali», altri ancora «non essenziali», dove il termine «essenziale» sta a significare che sono aminoacidi che non possono essere prodotti autonomamente dal corpo e devono quindi essere ingeriti attraverso l'alimentazione.

In una dieta di tipo mediterraneo (vedi pag. 17) l'apporto proteico varia tra il 15 e il 20% del totale delle calorie giornaliere, ma ovviamente per definire l'esatto apporto di cui ha bisogno ciascuno di noi bisogna considerare una serie di fattori: l'età, lo stile di vita, l'attività fisica eccetera. In generale, a un adulto si suggerisce di assumere quotidianamente circa un grammo (0,7-0,8 grammi per una persona con uno stile di vita sedentario) di proteine per chilo di peso corporeo; di più per un bambino. Se il soggetto svolge attività fisica o sportiva, questa cifra è destinata a crescere, arrivando fino a 1,5-2 grammi per chilo; anche 2,5 grammi se il soggetto vuole aumentare la propria massa muscolare in palestra.

Questo accade perché la funzione delle proteine è essenzialmente «plastica»: semplificando molto, si può dire che le proteine sono i mattoncini che costituiscono il nostro corpo. A livello muscolare, ma non solo: concorrono anche alla sintesi e alla produzione di ormoni ed enzimi. E dal momento che il corpo umano non dispone di riserve proteiche e che le proteine sono soggette a un continuo turnover, è fondamentale assumerne ogni giorno mediante la dieta.

Ci sono due tipologie di alimenti che forniscono proteine:

- **alimenti di origine animale** (carne, pesce, formaggi, affettati, uova, latte): hanno un valore biologico alto perché contengono *tutti* gli aminoacidi essenziali;
- **alimenti di origine vegetale** (legumi, cereali, arachidi): hanno un valore biologico basso perché presentano carenze di uno o più aminoacidi essenziali.

Che cosa significa «valore biologico» nel concreto? Che per una persona che segue una dieta onnivora è sufficiente mangiare una certa quantità di carne per essere sicuro di aver ingerito una quantità corretta di proteine di origine animale, mentre per chi segue una dieta di tipo vegano (vedi pag. 82) è necessario alternare in modo consapevole gli alimenti: per ottenere un pasto che garantisca un corretto apporto di aminoacidi essenziali bisogna per esempio unire i legumi con una fonte di carboidrati, come se i due alimenti insieme si completassero. Un classico esempio è la pasta e ceci: un tipico piatto della tradizione italiana il cui valore biologico è alto.

NE SEI PROPRIO SICURO?

MANGIARE CARNE ROSSA FA SEMPRE MALE?

La carne, in particolare la carne rossa, è un alimento molto discusso. La sua supposta pericolosità ha scatenato un ampio dibattito nell'opinione pubblica, in cui spesso si sono intrecciate argomentazioni di tipo medico-scientifico ad altre di carattere etico-ideologico, fino ad arrivare a considerazioni ambientali. Un dietista come me deve ovviamente limitarsi a fornire informazioni per quanto riguarda la parte scientifica, e per farlo non posso che partire dai dati e dalle indicazioni fornite dall'IARC, l'Agenzia internazionale per la ricerca sul cancro.

Le ultime indicazioni fornite classificano:

- la **carne rossa** come probabilmente cancerogena (classe 2A);
- la **carne rossa lavorata** come sicuramente cancerogena (classe 1).

Questo significa che, per quanto riguarda la carne rossa non lavorata (bistecche, filetti, tartare, eccetera), è consigliata la moderazione (meno di 500 grammi a settimana, preferendo quella bianca), mentre per quanto riguarda la carne rossa trasformata (salumi e insaccati) è consigliata un'estrema moderazione (si parla di non più di 50 grammi a settimana, meno di una normale busta di prosciutto cotto del banco frigo). Il tumore a cui vengono associate entrambe è quello al colon-retto e allo stomaco.

Anche il metodo di cottura è importante: la cottura ad alte temperature crea un quantitativo maggiore di prodotti cancerogeni (per esempio la classica bruciatura che si forma sulla carne cotta al barbecue): sono dunque da preferire prodotti crudi come la tartare o cotture al sangue.

Ma la «pericolosità» della carne rossa non ha a che fare solo con un aumento del rischio di tumori. Un'alimentazione eccessivamente ricca di grassi saturi (vedi pag. 52), come lo sono quelli della carne, crea anche problemi di tipo cardiovascolare, aumentando il rischio di ictus e infarti, infiammazioni nel tratto intestinale, aumento del colesterolo. Inoltre, chi segue una dieta ricca di carne in genere assume poche verdure, che per contro sono alimenti fondamentali per il benessere dell'organismo in quanto ricchi di fibre (vedi pag. 44), vitamine (vedi pag. 30) e sali minerali.

Riassumendo, le evidenze scientifiche raccolte finora non ci dicono che la carne rossa sia da evitare sempre e comunque, anche perché è un'importante fonte di proteine; ma sicuramente è bene assumerla con attenzione e moderazione.

LE CALORIE: ALLA BASE DEL REGIME ALIMENTARE

La caloria è senza dubbio uno dei termini più utilizzati da noi dietisti. Ma non è altro che un'unità di misura utilizzata per calcolare e definire il contenuto energetico di ciascun alimento. Essenzialmente, rappresenta l'energia che serve al corpo umano per svolgere qualsiasi attività: camminare, correre, ragionare, dormire, giocare una partita a calcio… vivere, insomma.

In nutrizione, quando utilizziamo il termine «caloria» indichiamo in realtà la «chilocaloria» (Kcal), che viene definita come la quantità di calore necessaria per innalzare la temperatura di 1 chilogrammo di acqua distillata da 14,5 °C a 15,5 °C.

Fuor di paroloni, le calorie sono alla base di qualsiasi dieta e di qualsiasi schema alimentare. Il principio è molto semplice: per mantenere il proprio peso corporeo, ciascuno di noi deve introdurre giornalmente tante calorie quante ne brucia. Né più né meno. Non ci sono ricette miracolose o formule segrete: se si assumono più calorie di quante se ne consumano, s'ingrassa; in caso contrario, si dimagrisce. A volte si sente dire che «le diete basate sulle calorie non funzionano», ma è falso: alcune diete oggi di moda spesso ti nascondono il concetto, ma lo usano lo stesso.

È per questo che non esiste una quantità standard di calorie giornaliere da ingerire: siamo tutti diversi e abbiamo routine differenti, dunque ciascuno di noi avrà un fabbisogno alimentare specifico. Il primo passo da fare è quindi calcolarlo. I metodi sono essenzialmente due:

- **calcolare il proprio metabolismo basale** (ci sono vari calcolatori, come quello della SID, Società italiana di dietologia, basato sulle formule di Harris&Benedict);
- **compilare un diario alimentare** per definire quante calorie settimanali vengono normalmente introdotte e, a partire da questo, verificare se comportano un aumento o un mantenimento di peso. Se con quello che introduco mantengo il peso, significa che brucio lo stesso quantitativo di calorie che ho stimato di introdurre.

I CONSIGLI DEL DOC

IL PESO FORMA: COME CALCOLARLO

Sul peso forma, ci sono diverse filosofie e scuole di pensiero, come ci sono molte formule per calcolarlo. Si può definire come quel peso che evita l'insorgenza di patologie legate all'eccesso di peso (scusate il gioco di parole).

Il modo più semplice per calcolarlo è definire il proprio indice di massa corporea (IMC o, in inglese, BMI, Body Mass Index) secondo questa formula: $\frac{\text{peso (kg)}}{\text{altezza (m)}}$.

Il valore che si otterrà verrà poi disposto secondo la seguente tabella:

	GRAVE MAGREZZA	< 16,00
	SOTTOPESO	16,00 - 18,49
	NORMOPESO	18,50 - 24,99
	SOVRAPPESO	25,00 - 29,99
	OBESO CLASSE 1	30,00 - 34,99
	OBESO CLASSE 2	35,00 - 39,99
	OBESO CLASSE 3	≥ 40,00

Ovviamente, l'indice di massa corporea è solo una prima analisi. Utilissima, ma preliminare. È importante andare poi a definire da «cosa» è composto il peso di un individuo (qual è la percentuale di massa grassa? E di quella muscolare?), oltre all'età e ad altre considerazioni legate allo stile di vita. Una persona che si dedica regolarmente al crossfit o al bodybuilding per esempio, probabilmente risulterà all'interno della fascia «sovrappeso» ma è altrettanto probabile che la gran parte del peso in eccesso sia composto da muscoli.

C'è un'ultima considerazione da fare: non necessariamente il peso forma clinico (definito dall'indice di massa corporea) corrisponde al proprio peso forma soggettivo, che è quel peso capace di dare al soggetto un senso di benessere, pienezza, fiducia in se stessi, e che è legato anche e soprattutto a un personale giudizio di tipo estetico. L'importante è restare all'interno della fascia di normopeso (o di leggero sovrappeso in presenza di importante massa muscolare), poi è giusto assecondare quelle che sono le necessità estetiche di ciascuno di noi.

VITAMINE: MICRO MA FONDAMENTALI

Quello delle vitamine è un mondo complesso e affascinante. Senza andare troppo nello specifico, possiamo dire che le vitamine sono essenziali per la crescita e il corretto funzionamento dell'organismo. Vengono definite «micronutrienti» perché è sufficiente assumerne in quantità molto basse, «microquantità», appunto. Per intenderci: nell'arco di una giornata ne bastano pochi milligrammi. Le vitamine attualmente conosciute sono tredici, alcune delle quali vengono autoprodotte dall'organismo mentre altre devono necessariamente essere assunte con gli alimenti. Si differenziano le une dalle altre per proprietà e funzioni, ma sono tutte fondamentali.

Una delle loro funzioni principali è quella antiossidante, vanno cioè a contrastare i cosiddetti «radicali liberi», che sono sostanze che «tolgono ossigeno» alle cellule. Spesso si sente parlare di radicali liberi soprattutto in relazione all'invecchiamento della pelle, e quindi si tende a relegarli a un ambito estetico, ma in realtà queste molecole attaccano qualsiasi cellula, dai capelli ai muscoli, dal cervello al cuore. Le vitamine, quindi, vanno a contrastare qualsiasi invecchiamento cellulare. Ma hanno anche molte altre funzioni: le vitamine sono in generale coinvolte nel corretto funzionamento dell'organismo, regolano la crescita delle ossa e dei denti, aiutano il funzionamento del sistema nervoso e della vista, contribuiscono al mantenimento degli strati della pelle e sono importanti per la circolazione.

Le vitamine si dividono in:

- **liposolubili** (solubili in grasso): vitamine A, D, E, K;
- **idrosolubili** (solubili in acqua): vitamine del gruppo B (1, 2, 3, 5, 6, 8, 9, 12) e vitamina C.

Dal momento che, come detto, è necessario un apporto quotidiano di vitamine molto limitato, è difficile calcolare quante vitamine si stiano effettivamente ingerendo ogni giorno. Essenzialmente, seguire una dieta equilibrata (vedi pag. 15), soprattutto se di tipo mediterraneo, assicura già di per sé l'introduzione di un numero sufficiente di vitamine. Di base, quando un adulto sano assume 2-3 porzioni di frutta e 2-3 porzioni di verdura ogni giorno (1 porzione corrisponde a 150 grammi al crudo) ha il proprio fabbisogno vitaminico coperto.

Ogni tipo di vitamina ha una funzione diversa (anche completamente diversa) perciò è necessario assumerle tutte e tredici.

Un secondo aspetto da tenere in considerazione è il fatto che molte vitamine sono sostanze termolabili, il che significa che più viene cotto l'alimento più l'apporto vitaminico si disperde (come la vitamina C, quelle del gruppo B (1, 2, 5, 9), vitamina A, vitamina E). Un'accortezza invernale, quando la gran parte della verdura di stagione si consuma previa cottura, è quello di preparare il minestrone con il coperchio: in questo modo si avrà una minor dispersione perché le vitamine evaporate dai pezzi di verdura verranno «recuperate» dal brodo.

Per capire se è necessario integrare alcune vitamine è necessario svolgere gli esami del sangue (emocromo, sideremia, ferritinemia, transferrinemia, livello B12, livello folati, livello omocisteina) e far valutare i risultati al medico curante. Oltre a questo, ci sono anche alcuni sintomi che solitamente sono causati da una carenza di vitamine: stanchezza, debolezza, irritabilità, crampi muscolari.

NE SEI PROPRIO SICURO?

DEVO ASSUMERE LA MAGGIOR QUANTITÀ POSSIBILE DI VITAMINE? E GLI INTEGRATORI VANNO SEMPRE BENE?

La notizia positiva è che l'eccedenza di vitamine non crea danni all'organismo, perché il nostro corpo provvede autonomamente a eliminare le vitamine in eccesso. Dunque, meglio una spremuta d'arancia (ricca di vitamina C) in più che una spremuta d'arancia in meno!

Questo però non significa che sia utile riempirsi di integratori di vitamine. Al contrario, se si segue una dieta equilibrata, non ha senso farlo, perché una corretta alimentazione è più che sufficiente per garantire il fabbisogno necessario. Certo, se si sta vivendo un periodo di forte stress o ci si sta sottoponendo a sforzi fisici ingenti, con forti sudorazioni, può essere utile sottoporsi a esami del sangue per verificare se c'è bisogno di una qualche integrazione. Stessa cosa in presenza di sintomi quali crampi, stanchezza, spossatezza.

L'integrazione è utile per periodi limitati di tempo, in condizioni particolari e in presenza di esami medici o sintomatologia che attestino la carenza di vitamine, previa un'attenta osservazione di se stessi o una visita medica. In caso contrario, è completamente inutile. Intendiamoci: non è dannosa ma... perché mai dovrei spendere del denaro per assumere artificialmente qualcosa che il mio corpo eliminerà la prima volta che andrò in bagno?

I CARBOIDRATI: SONO DAVVERO NEMICI?

I carboidrati (chiamati anche «glucidi» o più impropriamente «zuccheri») sono contenuti principalmente negli alimenti di origine vegetale e la loro funzione è essenzialmente energetica: io li definisco la «benzina» del nostro organismo.

Da un punto di vista chimico sono sostanze formate da carbonio e acqua e, a seconda della loro struttura, possono essere divisi in:

- **semplici** (monosaccaridi, dalla struttura chimica molto semplice come il glucosio e il fruttosio; disaccaridi, composti da due monosaccaridi, come il saccarosio e il lattosio; e oligosaccaridi, cioè sostanze composte da tre a dieci monosaccaridi);
- **complessi** (polisaccaridi, composti da lunghe catene di carboidrati semplici, come l'amido, la cellulosa, il glicogeno, le fibre alimentari).

Più semplicemente possiamo dire che i carboidrati semplici sono le sostanze che siamo abituati a chiamare «zuccheri», tutto ciò che al palato percepiamo come «dolce»: li possiamo trovare nella frutta, nei dolci, nel normale zucchero da cucina. I carboidrati complessi derivano invece principalmente da cereali (pane, pasta, riso, orzo, farro) e tuberi (patate).

È molto importante la suddivisione tra semplici e complessi perché è diversa anche la loro funzione. Se è vero che entrambe le categorie sono, come detto, la benzina del nostro organismo e che senza carboidrati non ci si riesce nemmeno ad alzare dal letto, i semplici forniscono energia immediata mentre i complessi vanno a formare quella «di riserva» o a lento rilascio.

Per esempio, gli atleti che si sottopongono a prove di estrema resistenza, come l'endurance o le ultramaratone, spesso nei giorni immediatamente precedenti alle gare mangiano ingenti quantità di riso o patate: in questo modo, durante la gara, una volta esaurita l'energia prodotta dagli zuccheri semplici, l'organismo andrà a sfruttare quella immagazzinata sotto forma di glicogeno nel fegato e nei muscoli.

Da un punto di vista dietetico, il problema con i carboidrati è il fatto che, se introdotti in eccesso, non vengono totalmente consumati: l'organismo ne immagazzina alcuni nelle cellule sotto forma di glicogeno e trasforma tutto il resto in grassi, facendoci così ingrassare. Un altro fattore per il quale l'eccesso di carboidrati causa l'aumento di peso è l'insulina, l'ormone che viene prodotto quando il corpo introduce carboidrati: l'insulina gioca un ruolo importante, poiché favorisce l'utilizzo dello zucchero come «benzina», ma allo stesso tempo impedisce al corpo di usare i grassi come energia, favorendone l'accumulo. Quindi, quando mangiamo molti carboidrati (magari insieme a grassi), l'insulina promuove un maggior accumulo di grassi. Un altro modo per classificare i carboidrati è dal punto di vista fisiologico:

- **disponibili** (digeribili);
- **non disponibili** (non digeribili).

I disponibili comprendono sia i carboidrati semplici sia molti dei complessi (come l'amido), e possono essere utilizzati direttamente dalle cellule per produrre energia. I non disponibili sono essenzialmente le fibre alimentari, che non vengono trasformate in energia durante la digestione: proprio per questa loro caratteristica, le fibre si comportano in modo totalmente differente rispetto agli altri carboidrati.

NE SEI PROPRIO SICURO?

I CARBOIDRATI FANNO INGRASSARE?

No. O meglio: come per la maggior parte alimenti, dipende da quanti ne mangi.

Quando si intraprende una dieta dimagrante fai-da-te senza avere adeguate conoscenza nutrizionali, uno dei passi più comuni è eliminare totalmente il carboidrato dall'alimentazione. L'idea alla base è che, togliendo pane, pasta, riso eccetera, si perda peso in poco tempo. Il che, intendiamoci, può anche essere vero nell'immediato, ma è un procedimento completamente errato: non fa né bene all'organismo (i carboidrati sono la nostra benzina, e senza benzina un'automobile non si mette in moto) né è sostenibile sul lungo periodo. Basti pensare che, secondo la dieta mediterranea, il 50-55% delle calorie giornaliere deve essere fornito dai carboidrati (in parte dai semplici e in parte dai complessi, perché i due gruppi hanno una risposta glicemica differente).

Non esistono quantitativi consigliati che siano validi per ogni persona, bisogna sempre partire dal fabbisogno energetico di ciascun individuo. Io, per esempio, che sono alto 1 metro e 80, peso 88 chili e faccio molta attività fisica, ho un fabbisogno energetico che si aggira in media attorno alle 2700 calorie al giorno (alcuni giorni 2400, altri giorni 3000), dunque per mantenere il peso devo introdurre nel pasto tra i 100 e i 150 grammi a scelta tra pasta, riso o pane (tutti preferibilmente integrali), oppure altri cereali, essendo le principali fonti di carboidrati complessi. Ma si tratta di quantità che non sono adeguate per chi ha una vita sedentaria.

LO ZUCCHERO DI CANNA È MEGLIO DI QUELLO BIANCO?

Se parliamo delle classiche bustine che si trovano al bar, la risposta è: no, zucchero bianco e zucchero di canna, dal punto di vista nutrizionale, sono identici. Sono entrambi composti da saccarosio, un disaccaride che ha al suo interno due monosaccaridi, fruttosio e glucosio. Le differenze di colore e di sapore sono semplicemente date dalla concentrazione di melassa, che in quello di canna è maggiore (ed è aggiunta).

C'è invece una differenza con lo zucchero di canna «integrale» (zucchero muscovado o mascobado, non raffinato) un prodotto che però non si trova comunemente al bar. Di colore marrone scuro e al tatto meno uniforme, all'aspetto sembra quasi una farina di mandorle mentre al gusto può ricordare la liquirizia. Rispetto ai corrispettivi «normali», lo zucchero di canna integrale non raffinato ha un potere dolcificante leggermente minore, è un po' meno calorico e possiede più sali minerali (potassio, magnesio, calcio) e vitamine, dunque nel complesso è un prodotto leggermente più salutare.

IDRATAZIONE: CHE COSA SIGNIFICA?

L'essere umano è composto principalmente d'acqua. La percentuale può variare tra il 60% circa nell'uomo adulto, il 50-55% nella donna adulta, fino ad arrivare al 75% nel neonato. Basti pensare che un essere umano può sopravvivere senza mangiare anche per tre oquattro settimane, mentre può restare senza bere solo per pochi giorni. Ci autorappresentiamo come esseri composti di carne e di ossa, ma la verità è che siamo più simili a delle «gelatine».

L'acqua, può sembrare una banalità, è ciò che ci consente di restare letteralmente in vita. È quindi necessario assicurarsi di mantenere il proprio corpo con una corretta idratazione: l'acqua è una sostanza che non possiamo conservare ed è quindi necessario ingerirne regolarmente. Idratarsi significa proprio questo: garantire al corpo la corretta quantità di acqua.

Una corretta idratazione aiuta a:

- mantenere la temperatura corporea nella norma;
- produrre saliva e lacrime;
- mantenere elastiche e compatte cute e mucose;
- mantenere sani i tessuti liquidi (sangue, sistema linfatico eccetera);

- lubrificare articolazioni e tessuti molli;
- prevenire la stanchezza mentale.

Ci si può idratare non solo con l'acqua «semplice», ma anche con tutte le bevande a base di acqua: tè, tisane, ma anche brodi vegetali e minestroni. Anche le verdure e la frutta hanno al loro interno una certa quantità d'acqua, ma non in percentuali tali da contribuire in maniera significativa all'idratazione. Creano invece disidratazione tutte le altre sostanze che stimolano la diuresi: a partire da alcolici (per un bicchiere di vino, bisognerebbe bere tre bicchieri d'acqua), caffeina e bevande zuccherate.

Mettiamola così: se consideriamo il nostro organismo come un'automobile, l'acqua è l'olio che lubrifica e garantisce il corretto funzionamento del motore.

I CONSIGLI DEL DOC

ACQUA: LA GIUSTA QUANTITÀ PER CIASCUNO

Nella mia esperienza, non ho mai incontrato una persona che bevesse troppa acqua mentre la maggior parte di quelle che ho incontrato ne beveva troppo poca. Il primo consiglio (in caso di persona senza patologie specifiche) è: bevete il più possibile e, soprattutto, fatelo prima di avere sete (la sete è un primo sintomo di disidratazione).

Il classico consiglio di bere almeno 1,50-2 litri d'acqua al giorno è sostanzialmente corretto, soprattutto se accompagnato da 2-3 porzioni di verdura e 2-3 porzioni di frutta giornaliere. Ma con un distinguo: si tratta della quantità consigliata a un adulto che non fa attività fisica e che vive in una zona temperata, in una stagione mite. In presenza di variabili che fanno aumentare la sudorazione (attività fisica, caldo, stress), dovrebbe parimenti aumentare anche il consumo d'acqua.

Esiste anche un calcolo orientativo, per definire in modo più preciso qual è il proprio fabbisogno giornaliero d'acqua (in assenza di attività fisica e con una temperatura moderata): peso corporeo (espresso in chilogrammi) x 30 millilitri. Per esempio, io, che peso 88 chili, necessito di 2,6 litri d'acqua al giorno.

Un metodo semplice per capire se si è sufficientemente idratati è controllare il colore delle urine: più il colore è scuro, più si è disidratati; viceversa, se il colore è giallo paglierino, quasi trasparente, l'idratazione è corretta. Nei casi di forte disidratazione, come quella in cui incorrono gli atleti alle prese con gare di endurance, la pipì può arrivare ad avere un color coca-cola: è il sintomo di una fortissima disidratazione.

Oltre al colore delle urine, altri sintomi della poca idratazione sono:

- sete;
- cefalee;
- perdita di concentrazione;
- aumento della temperatura corporea;
- aumento della frequenza respiratoria;
- malessere e debolezza;
- in casi estremi, allucinazioni.

Un trucchetto utile per idratarsi nel corso della giornata è avere sempre con sé una borraccia piena d'acqua: oltre a semplificare il conteggio di quanta acqua si beve, aiuta a ricordarsi di farlo. E se alla lunga l'acqua vi «annoia», potete sempre prepararvi un tè o una tisana!

NE SEI PROPRIO SICURO?

CELLULITE E RITENZIONE IDRICA SONO LA STESSA COSA?

Non sono la stessa cosa, anche se sono patologie strettamente connesse, tanto che a volte è persino difficile diagnosticare a un paziente se si tratta di una o dell'altra.

Di fatto, la cellulite è uno stato infiammatorio del tessuto adiposo sottocutaneo (pannicolo), che fa aumentare il numero e il volume delle cellule adipose. Si manifesta mediante «avvallamenti» e «fossette» irregolari simili a quelli di una buccia d'arancia. La ritenzione idrica invece è un ristagno e un aumento di liquidi negli spazi extracellulari che porta a un'infiammazione dei tessuti, in particolare nelle zone predisposte all'accumulo di grasso. Il segno più evidente della ritenzione idrica è l'edema, cioè un anomalo rigonfiamento sottocutaneo.

C'è chi sostiene che la cellulite sia causata dalla ritenzione idrica e chi assicura, al contrario, che sia la cellulite a causare la ritenzione dei liquidi. In ogni caso, si tratta di due patologie molto comuni nelle donne, tanto che si ritiene che il 90% delle donne soffrano di cellulite e il 30% di ritenzione idrica; mentre negli uomini queste percentuali scendono molto. Le zone del corpo più colpite sono fianchi, cosce, glutei, addome e ginocchio.

Le cause possono essere:

- genetiche;
- ormonali;
- problemi vascolari;
- stress.

Quanto ai possibili trattamenti, il primo rimedio nonché la più importante prevenzione all'insorgenza delle patologie, è seguire uno stile di vita corretto. Il che significa:

- seguire un'alimentazione sana, regolare ed equilibrata;
- mantenersi normopeso;
- praticare una costante e regolare attività fisica;
- bere molta acqua;
- evitare l'abuso di fumo, alcol, caffè.

Esistono poi dei trattamenti medico-estetici che possono risultare utili: dalle creme anticellulite ai massaggi drenanti, fino ad arrivare a trattamenti come pressoterapia, mesoterapia, ultrasuoni, tecarterapia, laser. La tecnica più invasiva è la liposuzione, che consiste nell'asportazione chirurgica degli strati di grasso in eccesso: anche in questo caso è comunque fondamentale seguire, dopo l'intervento, uno stile di vita sano e attivo per evitare una rapida recrudescenza.

È PIÙ SICURO BERE L'ACQUA MINERALE IN BOTTIGLIA RISPETTO A QUELLA DEL RUBINETTO?

Assolutamente no. In Italia entrambe le tipologie di acqua devono superare rigorosi controlli qualitativi e biochimici prima di arrivare al consumatore.

Per quanto riguarda l'acqua «pubblica», gli standard di sicurezza sono garantiti da rigorosi controlli ministeriali e delle autorità sanitarie lungo tutto il percorso, dall'origine al rubinetto. Se dal punto di vista della potabilità e della qualità non c'è nessun rischio, quello che può a volte cambiare da città a città e da tubatura a tubatura (sperando nelle loro buone condizioni), sono le caratteristiche chimiche (durezza, acidità o alcalinità, sali minerali) e organolettiche (odore e sapore): è questo il motivo per cui l'acqua di Milano può avere un sapore un po' diverso dall'acqua di Trento.

Viceversa, l'acqua imbottigliata è sempre uguale a se stessa, perché l'azienda produttrice assicura che in ogni bottiglia le caratteristiche siano sempre le medesime dell'acqua alla fonte.

FIBRE: LE MIGLIORI ALLEATE DEL NOSTRO ORGANISMO

Partiamo dal principio: le fibre alimentari sono polisaccaridi (vedi pag. 33) vegetali che l'organismo non è in grado di produrre autonomamente. Questo significa che devono essere assunte con l'alimentazione: ed è molto importante farlo!

In generale, possiamo suddividere le fibre in due grandi categorie:

- **solubili** (diluibili in acqua), presenti soprattutto in legumi, frutta fresca, avena, carote, patate, cipolle. Tra le loro funzioni principali:
    1. rallentano lo svuotamento gastrico;
    2. riducono l'assorbimento intestinale di zuccheri e grassi;
    3. assorbono acqua;
    4. aumentano il senso di sazietà.
- **insolubili** (non diluibili in acqua), presenti soprattutto in cereali integrali, verdure a foglia verde, cavolfiori, sedano, zucchine, frutta secca. Tra le loro funzioni principali:
    1. aumentano il volume e il peso delle feci;
    2. accelerano il transito intestinale.

Entrambe le categorie si trovano solo in alimenti di origine vegetale (frutta, verdura, legumi e cereali integrali) e forniscono notevoli vantaggi all'organismo. Tra cui:

- regolarizzano e «puliscono» l'intestino;
- contribuiscono alla riduzione dell'insorgenza di tumori del colon-retto e dell'apparato gastrointestinale;
- prevengono stitichezza e dissenteria;
- riducono il rischio di diabete di tipo 2;
- aiutano a ridurre i livelli di colesterolo.

Sono inoltre fondamentali per qualsiasi dieta dimagrante per il loro potere saziante: contribuendo a distendere le pareti gastriche, fanno recapitare prima al cervello il messaggio che dice «Sono pieno», e rallentando lo svuotamento gastrico fanno perdurare questa sensazione di sazietà.

I CONSIGLI DEL DOC

INTEGRALE O NON INTEGRALE?

Gli alimenti integrali, in senso generale, non sono altro che alimenti completi di tutte le loro parti, cioè «integri». Utilizziamo, però, questa categoria per indicare i cereali (frumento, riso, mais, miglio, farro, orzo, avena, segale) e i loro derivati (farina, pasta, pane eccetera), e l'integrità a cui ci si riferisce è quella del loro chicco (più correttamente definito «cariosside»). I prodotti integrali sono dunque quelli in cui il chicco del cereale non ha subito processi e lavorazioni tali per cui sono stati eliminati gli strati più esterni.

Questo è molto importante perché l'involucro dei chicchi è ricco di:

- fibre alimentari;
- vitamine;
- minerali.

È quindi sempre preferibile mangiare il prodotto integrale (tranne per specifiche patologie o in caso di controindicazioni mediche). Non tanto per un discorso calorico, come credono in molti (la differenza tra integrale e non integrale in termini di calorie c'è, ma è minima), quanto per l'importanza di questi nutrienti per il corretto funzionamento dell'organismo.

E SE MANGIO TROPPA VERDURA?

Non ci sono controindicazioni importanti all'eccessivo consumo di verdura (se non per alcune patologie). Di certo niente di paragonabile agli svantaggi che comporta il consumarne troppo poca.

Detto questo, vale quello che sostengo per ogni alimento: l'eccesso non fa mai bene. L'OMS consiglia di assumere 4-5 porzioni di fibre al giorno, da dividere tra frutta e verdura (1 porzione = 150 grammi al crudo), di conseguenza l'ideale è assumere 2-3 porzioni di verdura al giorno.

L'eccesso di verdura può eventualmente creare fastidi intestinali: gonfiore di stomaco, dissenteria, stitichezza. In alcuni casi un rallentamento dello svuotamento del transito intestinale, soprattutto se si è ingerita molta verdura cruda a foglia larga. Se c'è stitichezza, si suggerisce di preferire verdura cotta, minestrone, passate, puree, vellutate, che facilitano il transito rispetto alle verdure crude. Un eccesso di prodotti integrali può invece portare alla diminuzione dell'assorbimento di alcuni minerali, come il calcio e lo zinco.

Ad ogni modo, a una persona sana in genere non suggerisco nemmeno di pesare la verdura, proprio per la sua assenza di controindicazioni importanti, ma dico di mangiarla «a sentimento», arrivando a sazietà e variando il più possibile, seguendo sempre la stagionalità. In presenza di diete dimagranti, poi, la verdura è fondamentale perché, oltre a fornire un importantissimo contributo di fibre, vitamine e sali minerali, dà sazietà e allo stesso tempo poche calorie.

UNA MELA AL GIORNO TOGLIE IL MEDICO DI TORNO?

L'OMS consiglia di assumere 2-3 porzioni di frutta al giorno (1 porzione = 150 grammi al crudo), meglio se non mangiati in un'unica volta ma spalmati durante le ventiquattr'ore. Una giornata tipo potrebbe prevedere, per esempio, 50 grammi a colazione, 150 grammi a pranzo, 50 grammi a metà pomeriggio, 50-100 grammi alla sera. Come sempre, la varietà è importante, perché frutti diversi contengono macro e micronutrienti diversi (vedi pag. 49), e per la frutta (così come per la verdura) è buona norma tenere in alta considerazione anche la stagionalità: un frutto di stagione ha un quantitativo di nutrienti maggiore rispetto a uno fuori stagione perché segue il proprio ciclo naturale e non viene «pompato» artificialmente, risultando così ricco di acqua e poco di nutrienti.

Non ci sono grosse controindicazioni per l'assunzione di frutta, a patto di tenere sotto controllo i carboidrati: in una dieta equilibrata solo il 15% delle calorie totali della giornata deve arrivare dagli zuccheri semplici. Ecco, se è vero che un eccesso di verdura non porta a un eccesso di calorie (vedi pag. 71), la stessa cosa non si può dire della frutta, soprattutto di quella più zuccherina (banane, cachi, uva, fichi, da evitare il più possibile per chi è diabetico o ha valori alti di glicemia).

Da questo punto di vista mangiare troppa frutta può portare a:

- aumento di peso;
- aumento della glicemia;
- aumento delle carie.

Insomma, la frutta fa bene, ma se si deve esagerare con qualcosa, è meglio farlo con la verdura!

I CONSIGLI DEL DOC

A OGNI PASTO CAMBIA COLORE (DELLA FRUTTA)

Frutti di diverso colore corrispondono a composizioni di fitonutrienti diversi. Se è vero che tutti i fitonutrienti proteggono il nostro organismo, è anche vero che ciascuno ha funzioni specifiche differenti. Andiamo a vederle:

- FRUTTA GIALLO-ARANCIONE (LIMONI, ARANCE, ALBICOCCHE, PESCHE...)
  Contiene betacarotene: aiuta la pelle a difendersi dal sole e a rafforzare il sistema immunitario.
- FRUTTA ROSSA (FRAGOLE, CILIEGIE, ANGURIE...)
  Contiene licopene: contrasta l'invecchiamento cellulare.
- FRUTTA VERDE (KIWI, UVA BIANCA...)
  Contiene clorofilla e magnesio: la prima esercita una funzione protettiva sul fegato e la seconda regola l'ipertensione.
- FRUTTA BIANCA (MELE, PERE...)
  Contiene isotiocianati, allilsolfuro e selenio: diminuiscono il rischio di tumore, ipertensione e colesterolo alto.
- FRUTTA BLU-VIOLA (MIRTILLI, PRUGNE, FICHI...)
  Contiene antocianine: irrobustisce e rende elastiche le pareti dei capillari.

In generale – e non mi stancherò mai di ripeterlo – è la varietà a essere importante: al di là dei singoli colori, è fondamentale alternare e cambiare, pur preferendo sempre il frutto di stagione.

NE SEI PROPRIO SICURO?

MANGIARE FRUTTA A FINE PASTO PEGGIORA LA DIGESTIONE?

Non ci sono studi scientifici che lo attestino. A dire il vero, non ci sono studi scientifici che affermino neppure il contrario. La verità è che mangiare frutta va sempre bene, a prescindere dal momento della giornata.

Mi limito ad aggiungere che mangiare un frutto a fine pasto può essere positivo per chi vuole perdere peso, o comunque non ingrassare, perché, rallentando lo svuotamento gastrico, la frutta contribuisce a generare un senso di sazietà. È invece utile non mangiare frutta appena prima di andare a dormire e lontano dalla cena, perché rischia di aumentare la glicemia inutilmente caricando il pancreas.

I TEMUTISSIMI GRASSI

I grassi, o meglio «lipidi», sono un gruppo di sostanze piuttosto eterogeneo, che hanno in comune un basso grado di solubilità in acqua, oltre alla composizione chimica. Si trovano sia in cibi di origine vegetale (sotto forma di oli) sia, più numerosi, in alimenti di origine animale (i grassi propriamente detti).

Vengono spesso additati a causa di tutti i mali (alimentari), ma la realtà è che sono fondamentali per l'organismo (basti pensare che le nostre cellule sono rivestite di una membrana fosfo*lipidica*, dunque senza grassi non potrebbero esistere). La loro funzione è principalmente energetica, in questo simile a quella dei carboidrati (vedi pag. 33). Semplificando, possiamo dire che costituiscono la «riserva di energia» del nostro corpo. Se spaventano tanto è perché, se ne assumiamo in quantità eccessive, questa riserva si accumula nell'organismo, facendoci via via ingrassare. Basti pensare che sia 1 grammo di proteine sia 1 grammo di carboidrati forniscono 4 calorie per grammo, mentre 1 grammo di grassi fornisce 9 calorie per grammo.

Il problema è che i grassi si trovano in moltissimi alimenti, alcuni dei quali inaspettati, ed è difficile rendersi conto di quanti ne stiamo assumendo giornalmente. Se per esempio faccio colazione con cappuccino e brioche, a metà mattina sgranocchio un pacchetto di cracker, a pranzo mangio una bistecca, la sera una pasta con ragù e parmigiano, ecco che nell'arco della giornata avrò introdotto grassi a ogni singolo pasto, arrivando a un quantitativo di molto superiore alla norma. L'OMS suggerisce un apporto calorico giornaliero dato dai grassi non superiore al 20-25% delle calorie totali quotidiane.

Senza addentrarci nella composizione chimica, è possibile dividere l'eterogenea categoria dei lipidi in due grandi gruppi, che hanno effetti opposti sull'organismo:

- grassi «cattivi» (saturi, trans o idrogenati);
- grassi «buoni» (insaturi, monoinsaturi, polinsaturi).

Come suggerisce il nome, i grassi «cattivi» devono essere assunti con moderazione: non più del 10% delle calorie totali quotidiane, secondo l'OMS. I grassi saturi derivano da prodotti di origine animale (carni rosse e bianche, latte e derivati, burro), mentre quelli trans o idrogenati si formano dopo un processo di trasformazione di alcuni oli vegetali che vengono portati dallo stato liquido a quello solido (si trovano in margarine vegetali e in molti preparati da forno o snack a base di olio di palma).

Bisogna prestare molta attenzione a questa tipologia di grassi perché, se assunta con regolarità in percentuali superiori alle indicazioni, può portare all'insorgenza di numerose patologie. Nel concreto può causare:

- aumento della percentuale di colesterolo LDL (quello «cattivo»);
- aumento del rischio di infarti e ictus;
- aterosclerosi;
- diabete di tipo 2.

I grassi «buoni» si dividono, in base alla composizione chimica, in monoinsaturi e polinsaturi (che comprendono i famosi e salutari acidi grassi omega 3 e omega 6): i primi sono presenti, per esempio, nell'olio d'oliva, nell'avocado, nelle mandorle, nelle nocciole e nei pistacchi; i secondi nel pesce (soprattutto quello azzurro), nella frutta secca e nell'olio di semi di girasole. La loro funzione è essenzialmente opposta a quella dei grassi «cattivi». Nel concreto:

- aumento della percentuale di colesterolo HDL (quello buono);
- protezione dalle patologie cardiovascolari;
- benefici sul controllo della glicemia.

NE SEI PROPRIO SICURO?

IL BURRO È PIÙ CALORICO DELL'OLIO D'OLIVA?

È falso: 100 grammi di olio d'oliva apportano 899 calorie, mentre 100 grammi di burro ne apportano 758, si parla quindi del 16% di calorie in meno. Una differenza causata anche dal fatto che il burro ha una maggior componente d'acqua.

Questo, però, non significa che bisogna preferire il burro all'olio d'oliva: il burro infatti contiene grassi saturi, che sono associati all'aumento del colesterolo «cattivo» e in generale all'aumento del rischio di malattie cardiovascolari e aterosclerosi; l'olio d'oliva contiene grassi insaturi, che invece hanno un effetto benefico sull'organismo, in particolare per quanto riguarda la prevenzione delle malattie cardiovascolari. Dunque, lunga vita all'olio d'oliva: l'importante è dosarlo con estrema attenzione, nelle giuste quantità e senza esagerare.

P.S. Usate con molta parsimonia il burro se le specifiche ricette lo prevedono, ma in tutti gli altri casi preferite sempre l'olio extravergine di oliva.

I CONSIGLI DEL DOC

BUONSENSO ED EQUILIBRIO

In nutrizione, niente fa male in senso assoluto: non esistono alimenti che sono da bandire totalmente come non esistono alimenti da idealizzare senza se e senza ma. È necessario però dosare ciascuno nel modo corretto e nelle giuste quantità.

Le linee guida su cui plasmare qualsiasi schema alimentare devono essere:

- variare i gruppi alimentari e, all'interno di essi, i singoli alimenti;
- crearsi una routine con abitudini alimentari corrette;
- informarsi con accuratezza da fonti certificate o affidarsi a un professionista in caso di bisogno;
- ascoltare il proprio corpo.

Quest'ultimo punto in particolare spesso viene sottovalutato. Bisogna sempre partire dal proprio corpo: studiarlo e imparare a conoscerlo. Se mi sento stanco, svogliato, sonnolento, se sono vittima di fame nervosa, ecco che probabilmente sto seguendo un regime alimentare non corretto e devo rimettermi in carreggiata.

Mangiare bene fa sentire più energici, non fosse altro che introdurre un quantitativo di calorie superiore al proprio fabbisogno energetico costringe l'organismo a lavorare di più per digerirle, e quindi porta a sprecare molte energie che potrebbero invece essere utilizzate per altri scopi. Anche l'umore migliora.

Ma per raggiungere questi obiettivi non bisogna privarsi di niente né costringersi a mangiare alimenti che non piacciono, altrimenti si rischia di ottenere l'effetto opposto: non c'è niente di sbagliato in senso assoluto e bisogna sempre partire dai propri gusti personali, in modo che sia più semplice far diventare una buona pratica un'abitudine.

L'importante è farsi guidare dal buonsenso e dall'equilibrio: è questo il mantra su cui costruire le proprie abitudini alimentari.

NUTRI QUIZ

DEL DOC

NUTRI QUIZ DEL DOC

1. Che cos'è la caloria?

a. Un'unità di misura dell'energia.

b. Un insieme di sostanze presenti in determinate tipologie di alimenti che hanno la caratteristica di far ingrassare.

c. Un termine improprio con cui si è soliti indicare gli alimenti più grassi.

4. In quali tra questi piatti posso trovare delle fibre?

a. Maccheroni integrali con passata di pomodoro e parmigiano.

b. Filetto di manzo con contorno di spinaci e patate al forno.

c. Insalatona con rucola, tonno, pomodorini e mais, condita con un filo d'olio extravergine d'oliva.

4. Che cosa sono gli omega-3?

a. Vitamine.

b. Grassi.

c. Sali minerali.

4. Quali tra questi alimenti fornisce più proteine?

a. Petto di pollo.

b. Avocado.

c. Tofu.

ATTENZIONE: le risposte corrette possono anche essere più di una o nessuna!

- UNA CORRETTA ALIMENTAZIONE: CHE COSA SI INTENDE?
- LE REGOLE BASE PER COMINCIARE A SEGUIRE UN CORRETTO PIANO ALIMENTARE
- SALTARE I PASTI FA DIMAGRIRE?
- IL DIGIUNO INTERMITTENTE
- OBIETTIVO PANCIA PIATTA: I MITI DA SFATARE (E I CIBI DA EVITARE)
- LA POLENTA FA INGRASSARE?
- QUALCHE TRUCCO PER EVITARE DI ESAGERARE DURANTE I PASTI
- LA WESTERN DIET: CHI LA CONOSCE LA EVITA
- COME RIDURRE IL SALE A TAVOLA
- MANGIARE CIBI SENZA GLUTINE È PIÙ SALUTARE?
- LE DIETE VEGETARIANE: A OGNUNO LA SUA
- COME SOSTITUIRE LA CARNE
- IL PEPERONCINO IRRITA LO STOMACO?
- LA DIETA VEGANA
- UNA DIETA ONNIVORA È MIGLIORE DI UNA DIETA VEGETARIANA?
- I LEGUMI: CONSIGLIATI A TUTTI
- LA PASTA E LA DIETA MEDITERRANEA
- COME SOSTITUIRE 100 GRAMMI DI PASTA
- IL KAMUT È IL GRANO MIGLIORE?
- ZUCCHERI E BAMBINI
- LO ZUCCHERO È OVUNQUE
- IL CAFFÈ FA MALE?
- COME CONSERVARE GLI ALIMENTI NEL FRIGORIFERO
- I SURGELATI: ALLEATI O NEMICI?
- RICONGELARE I PRODOTTI SCONGELATI? SÌ? NO? FORSE?
- I CONSIGLI DEL DOC PER FARE LA SPESA
- COME LEGGERE LE ETICHETTE DEGLI ALIMENTI
- È VERO CHE NON SI DEVE MAI MANGIARE UN ALIMENTO DOPO LA SUA SCADENZA?

PARTE SECONDA

ALIMENTAZIONE E NUTRIZIONE

UNA CORRETTA ALIMENTAZIONE: CHE COSA SI INTENDE?

Avere una corretta alimentazione significa, in sostanza, seguire una serie di pratiche alimentari volte ad assicurare il benessere del proprio organismo. Nello specifico, possiamo sintetizzarle così:

- MANGIARE PASTI BILANCIATI (vedi pag. 18)
  Ogni pasto della giornata dovrebbe essere composto in modo equilibrato, con le giuste percentuali di carboidrati, proteine e verdure.
- SEGUIRE SETTIMANE BILANCIATE
  Al di là del singolo pasto, anche le settimane dovrebbero essere il più possibile equilibrate, cioè dare come risultato complessivo un apporto percentuale corretto (lo stesso dei singoli pasti) dei diversi gruppi alimentari.
- GARANTIRSI UN CORRETTO APPORTO DI MACRO E MICRONUTRIENTI
  Gli alimenti che compongono i singoli pasti dovrebbero essere spesso diversi e alternati in maniera corretta, in modo che l'organismo possa assumere tutti i nutrienti di cui necessita.
- ASSUMERE UN QUANTITATIVO CORRETTO DI CALORIE
  Oltre al «cosa» è anche bene prestare attenzione al «quan-

to». Ovviamente, non bisogna contare le singole calorie di ogni piatto (anzi!), ma tenere d'occhio di tanto in tanto la bilancia sì: se ingrassiamo, significa che stiamo ingerendo più calorie di quelle che il nostro corpo necessita, dunque molto probabilmente stiamo mangiando troppo rispetto a quello che è il nostro fabbisogno energetico.

Avere una corretta alimentazione non significa dunque mangiare solo frutta e verdura, significa variare il più possibile gli alimenti e i piatti, nel corso della settimana, del mese e dell'anno, cercando di seguire la stagionalità dei prodotti e - perché no - anche adeguandosi ai diversi momenti della vita che stiamo percorrendo. In conclusione, corretta alimentazione vuol dire mangiare di tutto e nelle giuste dosi: non bisogna privarsi di nulla, è sufficiente un po' di metodo e attenzione!

I CONSIGLI DEL DOC

LE REGOLE BASE PER COMINCIARE A SEGUIRE UN CORRETTO PIANO ALIMENTARE

Che il vostro scopo sia perdere, mantenere o aumentare peso; che lo facciate per motivi sportivi, estetici, di benessere personale o di salute, cambiare piano alimentare può non essere semplice. Questo perché è sempre difficile modificare delle abitudini una volta introiettate.

Quando si sceglie di cambiare dieta, è molto utile seguire questi due punti:

- OBIETTIVI RAGGIUNGIBILI
  È fondamentale darsi degli obiettivi vicini e realistici. Una volta raggiunti, si può poi proseguire verso gli obiettivi successivi, e così via: se dovete perdere quindici chili, per esempio, è meglio iniziare impostando un piano alimentare pensato per perderne cinque-sei e vedere come va: se si riesce a seguire bene il piano alimentare ricevuto, o se, per esempio, si avverte fatica nel gestire la routine quotidiana; una volta fatto, si può andare avanti. Nessuno penserebbe di iscriversi a una maratona senza aver mai corso più di un chilometro; ecco, con la dieta è lo stesso: non si cambiano le abitudini alimentari dall'oggi al domani, lo si fa un passo alla volta.
- FACILE DA SEGUIRE
  Ogni piano alimentare deve essere personalizzato e basato sulle proprie abitudini (di solito pranzate in casa o fuori? Avete il tempo per andare in palestra ogni sera oppure riuscite appena a fare una corsetta defaticante?), sulle proprie esigenze e sui propri obiettivi (Volete preparare una maratona? Volete «asciugarvi» perché tra un mese andate in spiaggia? Volete semplicemente stare meglio con il vostro corpo? Dovete perdere peso perché vi è stato indi-

cato da un medico per diverse patologie o perché siete in uno stato di obesità?), ma anche sui gusti personali (se il pesce non vi piace, non ha senso sforzarsi di mangiarlo tre volte alla settimana). È il motivo per cui non esistono diete universali, che vanno bene per tutti.

Un piano alimentare corretto deve contribuire al formarsi di nuove abitudini, che andranno a sostituire le vecchie. Deve essere introiettato, in modo che possa essere seguito nel tempo, altrimenti non appena perdiamo la motivazione (per esempio quando viene raggiunto l'obiettivo prefissato, che sia la perdita di peso o il giorno della maratona), smettiamo di seguirlo e ripiombiamo nella cattiva alimentazione.

Per raggiungere questo scopo, è fondamentale che la dieta non venga percepita come punitiva. C'è spesso un'idea della corretta alimentazione come qualcosa di privativo, restrittivo, senza gusto, ma non è così. È ovvio che una persona in sovrappeso dovrà fare qualche rinuncia, ma è possibile mangiare bene e allo stesso tempo farlo con gusto e in maniera soddisfacente. Senza contare che seguire una corretta alimentazione aumenta il benessere dell'organismo, dunque fa stare meglio a trecentosessanta gradi.

NE SEI PROPRIO SICURO?

SALTARE I PASTI FA DIMAGRIRE?

Decisamente no. Anzi, può avere l'effetto opposto.

Indipendentemente dal pasto saltato, è molto probabile che chi lo fa arrivi al momento del pasto successivo con molta, troppa fame, e dunque si metta a mangiare alimenti sbagliati e in quantità eccessive; oppure che non riesca ad aspettare l'orario del pasto e si metta a spiluccare qua e là, introducendo piccole quantità di alimenti solitamente molto calorici (arachidi, frutta secca, patatine, cracker, snack...).

IL DIGIUNO INTERMITTENTE

È un argomento di cui si parla molto. La pratica del digiuno intermittente nasce a partire dalle teorie del biochimico Valer Longo, che nel corso dei suoi studi sull'invecchiamento cellulare ha teorizzato che brevi periodi di restrizione calorica possono essere in grado di attivare la rigenerazione cellulare e il conseguente ringiovanimento del sistema immunitario.

In sostanza, si tratta di un piano alimentare che prevede l'alternanza tra un periodo di digiuno (in cui è possibile ingerire solo acqua, oppure tè e tisane senza dolcificanti) e un periodo in cui invece è possibile mangiare, sviluppando così uno schema ciclico. Ce ne sono di vari tipi, ma lo schema più diffuso (anche perché è il più semplice da seguire) è l'8-16, cioè l'alternanza tra 8 ore in cui è possibile mangiare seguite da 16 ore di digiuno.

Come succede ogni volta che si introduce un nuovo piano alimentare, anche l'8-16 deve essere applicato a partire dalle abitudini pregresse, ma la grande maggioranza sceglie di digiunare nella finestra 21-13, cioè dal termine della cena di un giorno al pranzo del giorno successivo, andando a eliminare la colazione. C'è poi un piccola percentuale di persone che, per stile di vita e routine, sceglie invece di togliere la cena.

L'effetto di questo tipo di digiuno intermittente non è tanto sul dimagrimento (il 20% di apporto calorico giornaliero tolto dalla colazione solitamente è ridistribuito negli altri pasti della giornata), quanto sulla depurazione dell'organismo. Tra gli effetti benefici possiamo includere la diminuzione della pressione arteriosa, la diminuzione del colesterolo, oltre a una generica azione antinfiammatoria e antiossidante. Anche se non sembra, la digestione comporta infatti un importante dispendio energetico, è un processo faticoso per l'organismo e mette in moto meccanismi che producono i radicali liberi, favorendo l'invecchiamento cellulare: digiunare per sedici ore consecutive consente invece di mettere in stand-by l'organismo, depurandolo. Se poi durante la finestra di digiuno vengono bevute molte tisane o tè, l'azione diventa ancora più efficace perché entrano in circolo degli antiossidanti.

Attenzione, però: non si pratica il digiuno intermittente una o due volte alla settimana; bisogna seguirlo per settimane intere, altrimenti non serve. Se saltate un pranzo o una cena una volta ogni tanto, non state seguendo il digiuno intermittente... state semplicemente saltando un pranzo o una cena!

P.S. Ultimamente è apparso uno studio in cui si mette in guardia sulla supposta inutilità del digiuno intermittente seguito per mesi, ma devono essere ancora svolte altre ricerche per eventualmente confermare questa teoria, vista la poca precisione dei dati presenti.

OBIETTIVO PANCIA PIATTA: I MITI DA SFATARE (E I CIBI DA EVITARE)

La pancia piatta e l'addominale scolpito sono obiettivi comuni. E forse è per questo che sull'argomento si sono diffuse molte leggende metropolitane, oltre a essere stati messi in commercio una lunga serie di prodotti specifici che spesso sono solo poco più che trovate di marketing.

Il punto di partenza è uno soltanto: non esistono diete che possono ridurre il grasso in maniera localizzata, quindi è impossibile impostare un piano alimentare con l'obiettivo di perdere peso a livello addominale. È necessario seguire una dieta – che deve sempre essere bilanciata, ovviamente – ma ipocalorica: a quel punto si comincerà a perdere del grasso, e questo avverrà laddove c'è un accumulo maggiore; se è sull'addome lo si perderà sull'addome, se è sui glutei lo si perderà sui glutei, e via discorrendo.

Allo stesso modo, non ha senso concentrarsi in palestra esclusivamente su *crunch*, addominali e altri esercizi specifici. Anche in questo caso bisogna praticare esercizi a trecentosessanta gradi, in modo da rinforzare tutta la struttura muscolare. La gran parte degli sportivi, qualunque sia lo sport praticato, ha l'addominale scolpito (il cosiddetto «six pack»), ma nessuno di loro in palestra fa solo *plank*...

Negli anni sono poi state lanciate sul mercato molte soluzioni pensate specificamente per chi vuole la pancia piatta e l'addominale scolpito, dalle *crunch machine* agli integratori «brucia-grassi» fino ad arrivare a creme che promettono una perdita di grasso localizzato. Non sono totalmente inutili, ma sono soluzioni molto marginali in assenza di un corretto piano alimentare e una vita attiva ad ampio spettro. È un po' come far scorrere un panno su un pavimento impolverato: qualcosina fa, ma senza un aspirapolvere il risultato sarà sempre insoddisfacente. Allo stesso modo, se si applica regolarmente la crema ma si continua a mangiare zuccheri e a bere alcol, il risultato non potrà mai essere all'altezza delle aspettative.

NE SEI PROPRIO SICURO?

LA POLENTA FA INGRASSARE?

Se si esclude la taragna (miscelata con burro e formaggio), la polenta non è un alimento calorico. Anzi, a parità di porzioni lo è meno del pane.

Spesso pensiamo alla polenta come a una pietanza che fa ingrassare perché nel nostro immaginario è associata a piatti invernali o montani, e dunque molto calorici, come lo spezzatino, il gorgonzola, il capriolo, il cerbiatto in salmì, l'arrosto... Insomma, è ciò con cui l'accompagniamo che rende il nostro piatto calorico, non la polenta in sé.

L'unica controindicazione è che, essendo composta solo di acqua e farina senza lievito, sazia moltissimo nel breve, ma quel senso di sazietà scompare presto. Il fatto però che la farina sia di mais o di grano saraceno la rende adatta anche a chi è intollerante al glutine.

I CONSIGLI DEL DOC

QUALCHE TRUCCO PER EVITARE DI ESAGERARE DURANTE I PASTI

È semplice, semplicissimo mangiare più di quanto vorremmo e più di quanto il nostro organismo necessita. Non si tratta solo di trovarsi davanti a un piatto squisito e non sapervi resistere (il che, intendiamoci, è normale), spesso accade semplicemente perché non si hanno delle abitudini corrette e si perseguono comportamenti sbagliati.

Negli anni, ho escogitato qualche trucchetto che può esservi utile per evitare di esagerare:

- MANGIARE SPESSO DURANTE LA GIORNATA
  Facendo cinque pasti al giorno (colazione, spuntino di metà mattina, pranzo, spuntino di metà pomeriggio, cena), ovviamente tutti ben bilanciati, si arriverà ai pasti principali (pranzo e cena) senza avere una fame eccessiva. In questo modo si eviterà di spiluccare mentre si cucina o di aprire la dispensa e sgranocchiare la prima cosa su cui cade l'occhio in attesa che sia ora di cena: quando sentiamo profumi di cibo o vediamo degli alimenti, la sensazione di fame aumenta, e se il nostro stomaco è completamente vuoto è probabile che non riusciremo ad aspettare.

- MANGIARE LENTAMENTE (E NON DISTRARSI!)
  Se ci si prende del tempo per masticare con calma, sminuzzando il cibo, la digestione è più semplice e il senso di sazietà maggiore e prolungato. Inoltre, essere consapevoli di quello che si sta facendo, del cibo che si ingerisce, oltre a rendere l'esperienza del pasto più piacevole, ci consente di comprendere anche a livello razionale quanto si è mangiato e di conseguenza quando ha senso fermarsi. È per questo che si consiglia di non mangiare guardando il telefono, la tv o il computer.
- CONSUMARE UNA BUONA QUANTITÀ DI VERDURE (PREFERIBILMENTE CRUDE)
  Le verdure forniscono poche calorie all'organismo e danno il cosiddetto «effetto spugna»: essendo carboidrati indigeribili, le fibre passano intatte dallo stomaco e dall'intestino, rallentando lo svuotamento gastrico e dunque mantenendo più a lungo il livello di sazietà.
- CONSUMARE ALIMENTI INTEGRALI
  Vale lo stesso discorso delle verdure. La farina integrale ha una percentuale di fibre maggiore rispetto al corrispettivo bianco, dunque aumenta il senso di sazietà.
- FARE PASTI BILANCIATI
  Se si introducono tutti i gruppi alimentari nelle percentuali e nelle quantità corrette (verdure + carboidrati + proteine), la sensazione di sazietà è prolungata nel tempo.

- **SAPERE COSA MANGIARE**
  È un punto strettamente collegato al precedente: sapere che cosa mangiare prima di mettersi a cucinare, e dunque portare a tavola un piatto equilibrato, evita che si creino squilibri.

LA WESTERN DIET: CHI LA CONOSCE LA EVITA

La Western Diet, o Standard American Diet, è un regime alimentare nato negli Stati Uniti che, negli ultimi sessant'anni, si è diffuso in molti Paesi occidentali. Sta purtroppo prendendo sempre più piede in vaste aree del mondo, di pari passo con la crescita economica e i processi di industrializzazione. È un piano alimentare basato essenzialmente sulla velocità di consumo e sull'assenza di una cultura del cibo. Il ragionamento alla base è: ho fame, mi nutro, sono sazio, stop.

La Western Diet è caratterizzata da:

- carne rossa e processata;
- prodotti precotti e veloci da cucinare;
- bevande dolcificate;
- *junk food*;
- cereali raffinati;
- alimenti fritti.

Per contro, si tratta di una dieta povera di:

- verdure;
- frutta;
- cereali integrali.

Insomma, è un po' tutto il contrario di ciò che sto provando a raccontare in questo libro. Com'è evidente, si tratta di un regime alimentare totalmente errato dal punto di vista nutrizionale: è ricco di zuccheri semplici e processati, grassi saturi e trans, sale e conservanti; ha invece uno scarsissimo apporto di vitamine, fibre, minerali e grassi polinsaturi. A livello di pericolosità per il nostro organismo, la Western Diet viene associata al fumo passivo o a uno stile di vita completamente sedentario e può portare, se seguita con costanza, a una serie di patologie anche importanti, tra cui:

- obesità;
- cancro al colon-retto;
- patologie cardiovascolari;
- diabete;
- ipertensione;
- ictus;
- infarti.

I CONSIGLI DEL DOC

COME RIDURRE IL SALE A TAVOLA

L'OMS raccomanda di consumare meno di 5 grammi di sale al giorno (cioè 2 grammi di sodio). Questo perché un consumo eccessivo di sodio crea un danno ipertensivo, che alla lunga può portare all'alta pressione e a un aumento degli eventi ischemici (ictus).

5 grammi di sale corrispondono grosso modo a un cucchiaino da caffè. Il problema è che questa quantità comprende sia il sale che aggiungiamo autonomamente agli alimenti sia quello già presente in essi, che, soprattutto nei prodotti confezionati, può essere presente in quantità anche ingenti. Basti pensare che, secondo i dati del ministero della Salute, in Italia la gran parte del sale che consumiamo quotidianamente proviene dai prodotti acquistati al supermercato, mentre quello aggiunto alle pietanze in casa influisce solo per il 36%. Il risultato è che spesso ingeriamo molto, molto più sale di quanto immaginiamo.

Ma ridurre il sale che consumiamo è semplice, e può essere anche l'occasione giusta per sperimentare nuovi sapori. Ecco qualche consiglio:

- non portare la saliera in tavola: in questo modo si sfuggirà alla tentazione di aggiungere del sale dove non ce n'è bisogno;
- leggere l'etichetta nutrizionale dei prodotti acquistati al supermercato: è bene privilegiare gli alimenti che non superano 1 grammo (al massimo 1,3) di sale per 100 grammi di prodotto;
- ridurre l'utilizzo di sale in cucina;
- scolare e risciacquare legumi e verdure in scatola prima di consumarli;
- limitare l'uso di condimenti o salse contenenti sodio (dado da cucina, maionese, salsa di soia);
- ridurre il più possibile il consumo di affettati.

Ad ogni modo, la soluzione migliore sarebbe eliminare del tutto (o quasi) il sale in cucina e sostituirlo con altri alimenti che possano insaporire il cibo. È anche e soprattutto una questione di abitudine al gusto: più si utilizza il sale, più si desidera mangiare salato; meno lo si utilizza, meno lo si desidera.

I sostituti del sale in cucina sono moltissimi, la gran parte dei quali può dar luogo a piatti davvero gustosi. Tra questi ci sono:

- spezie (curcuma, paprica, cumino, curry, zenzero, noce moscata...);
- pepe;
- erbe aromatiche (basilico, alloro, menta, prezzemolo, cerfoglio, salvia, timo...);
- succo di limone;
- aceto;
- olio aromatizzato.

Si tratta solo di avere un po' di fantasia e educare il gusto a riconoscere sapori diversi rispetto al salato. Io, per esempio, quando faccio bollire il riso ci metto dentro una cucchiaiata di paprica o di curry invece del sale grosso. Altre volte uso un'acciuga sott'olio per preparare le zucchine trifolate, oppure dei capperi sotto sale (ovviamente ben sciacquati), timo e origano per condire l'insalata. E anche un paté d'olive o dei pomodori secchi per insaporire la pasta.

NE SEI PROPRIO SICURO?

MANGIARE CIBI SENZA GLUTINE È PIÙ SALUTARE?

Non c'è nessun tipo di riscontro scientifico che evidenzi un miglioramento dello stato di salute mangiando alimenti senza glutine in assenza di patologie (celiachia). Insomma, le voci sempre più insistenti che considerano la dieta *gluten free* più salutare e adatta a perdere perso sono del tutto infondate.

Anzi, è vero il contrario: eliminando dalla dieta i cereali che contengono glutine (orzo, frumento, farro), le persone spesso tendono a mangiare più prodotti di altro tipo, non necessariamente salutari, andando così ad aumentare il consumo di zuccheri e grassi. Inoltre, privandosi di quei cereali si privano anche di tutti i macro e micronutrienti che contengono: orzo, frumento e farro non sono solo le nostre principali fonti di carboidrati complessi, ma anche fonte di minerali, vitamine, proteine e fibre alimentari.

Come sempre, i problemi si hanno con l'abuso, non con l'uso. Ed è molto semplice abusare di glutine: se la mattina mangiamo le fette biscottate con la marmellata, a pranzo un panino, a metà giornata una barretta di cereali, a sera la pasta o il pane, ecco che abbiamo ingerito glutine tutto il giorno. L'abuso può portare a gonfiore addominale e infiammazioni intestinali, ma per evitarle non bisogna comprare prodotti *gluten free*... basta semplicemente seguire una dieta equilibrata!

LE DIETE VEGETARIANE: A OGNUNO LA SUA

Le diete vegetariane sono regimi alimentari basati esclusivamente o prevalentemente su prodotti di origine vegetale e con una conseguente assenza o marginalità di prodotti di originale animale. I motivi per cui vengono seguite sono svariati, possono essere etici (essere contrari all'uccisione degli animali), religiosi (l'induismo, per esempio, privilegia un'alimentazione senza carne), ecologisti (gli allevamenti intensivi sono tra le cause principali dell'innalzamento della CO2), salutari (le diete vegetariane sono in genere ricche di fibre, vitamine e sali minerali e povere di grassi saturi e trans).

Svariate sono anche le tipologie di dieta, tra le principali ci sono:

- LATTO-OVO-VEGETARIANA
  È il tipo di dieta più diffuso nei Paesi occidentali. Esclude tutti gli alimenti che derivano dall'uccisione diretta degli animali. Sono dunque inclusi, oltre a qualsiasi prodotto di origine vegetale, i prodotti animali indiretti (uova), latte e derivati, miele.
- LATTO-VEGETARIANA
  Al modello alimentare latto-ovo-vegetariano, si escludono anche le uova. È un tipo di dieta molto diffuso, per motivi religiosi, nel subcontinente indiano.

- OVO-VEGETARIANA
  Al modello alimentare latto-ovo-vegetariano, si escludono anche latte e derivati. Sono invece accettate le uova.
- VEGANA
  Ammette solo prodotti di origine vegetale ed esclude qualsiasi alimento di origine animale, sia esso diretto o indiretto. (vedi pag. 82)
- PARZIALMENTE VEGETARIANA/FLEXITARIANA
  Ci sono le diete semi-vegetariane e flexitariana, che limitano il consumo di carne e di alimenti di origine animale, oppure la pesco-vegetariana, dove è esclusa la carne ma è accettato il pesce.

Al di là della tipologia e delle motivazioni per cui la si sceglie, la dieta vegetariana è tendenzialmente sana.

È importante, però, prestare attenzione ai carboidrati e alle proteine. In molti vanno a sostituire la mancanza proteica – e quindi calorica – con il carboidrato, arrivando a volte a un vero abuso, con conseguente aumento delle calorie consumate quotidianamente. È invece necessario bilanciare con metodo l'apporto proteico, variandone le fonti: un giorno si mangerà un uovo, un altro i legumi, un altro ancora formaggi non grassi; vanno bene anche i prodotti vegan industriali.

Per valutare gli effetti del passaggio a una dieta vegetariana bisogna sempre ragionare su qual è il punto di partenza. Se la dieta onnivora è basata su carne, formaggi e affettati (che non significa mangiare questi alimenti tutti i giorni, bastano due o tre volte alla settimana), il passaggio a uno schema alimentare vegetariano darà benefici importanti all'organismo. Se invece si segue già una dieta onnivora equilibrata (dunque con una presenza limitata di carne), il passaggio a una dieta vegetariana probabilmente non porterà grossi benefici. Anzi, a chi mangia molto pesce per controllare il colesterolo, potrebbe risultare anche controproducente.

I CONSIGLI DEL DOC

COME SOSTITUIRE LA CARNE

Limitare o eliminare del tutto la carne è semplice e, a patto di prestare un po' di attenzione all'assunzione delle proteine, può essere alla base di una dieta equilibrata. Ecco una lista di prodotti con cui è possibile sostituire la carne conservando allo stesso tempo il giusto apporto proteico:

- pesce;
- uova;
- legumi;
- latticini e formaggi (preferibilmente magri);
- seitan;
- prodotti vegan industriali;
- carne vegetale;
- semi oleosi (arachidi, noci...).

NE SEI PROPRIO SICURO?

IL PEPERONCINO IRRITA LO STOMACO?

Sì, purtroppo. È un alimento altamente irritante, anche se dosaggiodipendente, cioè i suoi effetti dipendono dalla quantità e dalla frequenza con cui lo si assume.

A fronte di buone caratteristiche nutrizionali (soprattutto per quanto riguarda le vitamine, che risultano ulteriormente concentrate quando è essiccato e dunque usato come spezia), il peperoncino irrita l'intero apparato digerente: a livello esofageo, gastrico, intestinale, del colon, e anche per quanto riguarda il tratto finale, cioè lo sfintere anale. La capsaicina, l'alcaloide da cui dipende la sua caratteristica piccantezza, provoca infatti un'irritazione diretta della mucosa che, soprattutto in caso di uso prolungato, può infiammarsi.

Deve evitarlo chi soffre di gastriti, sindrome del colon irritabile, reflusso gastroesofageo: se si ha una patologia a livello gastrico, è dannoso andare a irritare ulteriormente le pareti dello stomaco. Allo stesso modo, è da togliere dalla dieta se si soffre di emorroidi o ragadi anali. In assenza di patologie, invece, si può tranquillamente utilizzare (io, per esempio, consiglio il peperoncino come sostitutivo del sale per insaporire gli alimenti), ma è bene farlo in quantità moderate e con frequenza saltuaria.

LA DIETA VEGANA

La dieta vegana si configura come uno dei tanti aspetti di una vera e propria filosofia che si propone di evitare qualsiasi apporto di origine animale in ogni ambito della vita. Il vegano in senso stretto non usa scarpe in cuoio, cuscini di piume, coperte di lana, e nemmeno cosmetici, shampoo o altri prodotti che siano stati testati sugli animali o che abbiano all'interno ingredienti di origine animale di qualsiasi tipo, pure se in minima parte.

Limitandoci all'ambito alimentare, la dieta vegana, oltre a escludere pesce, uova, latte e derivati, evita anche il miele. È uno schema alimentare scarsamente equilibrato dal punto di vista nutrizionale, che impone, per essere seguito sul lungo periodo, un'attenta pianificazione e un buon grado di organizzazione. In caso contrario, è molto facile soffrire di carenza di proteine e vitamine.

Dal punto di vista delle proteine (vedi pag. 23), è necessario partire dal presupposto che gli alimenti di origine vegetale, a differenza di quelli di origine animale, si caratterizzano per un valore biologico basso, perché carenti di uno o più aminoacidi essenziali: per ottenere un pasto con il corretto apporto proteico bisognerà dunque unire i legumi con una fonte di carboidrati e assicurarsi di alternare con coerenza gli alimenti.

L'altro aspetto da tenere sotto controllo è l'apporto vitaminico. Quasi tutte le persone che seguono una dieta vegana soffrono di una carenza di vitamina B12, che infatti si trova quasi esclusivamente in alimenti di origine animale, come carne di manzo, fegato, latte e uova. È dunque buona pratica sottoporsi a esami periodici per valutarne il livello ed eventualmente procedere con cicli di integratori. Al di là della B12, esami periodici del sangue sono sempre utili a chi segue una dieta vegana: accade spesso che ci si fossilizzi su un numero di alimenti circoscritti, con poche variazioni, il che può condurre a vari tipi di carenze.

NE SEI PROPRIO SICURO?

UNA DIETA ONNIVORA È MIGLIORE DI UNA DIETA VEGETARIANA?

Non necessariamente. Entrambe possono essere bilanciate ed entrambe possono essere sbilanciate. Se mangio tutti i giorni carne, affettati, formaggi, e raramente frutta e verdura, la mia sarà una dieta onnivora sbilanciata; allo stesso modo, se non gestisco con efficacia i legumi e mangio moltissimo pane per sentirmi sazio, avrò una dieta vegetariana sbilanciata.

Le diete vegetariane non sono più complicate da seguire, sono però più delicate da bilanciare. Prima di intraprenderne una sarebbe dunque bene affidarsi a un professionista o studiare su fonti affidabili le caratteristiche nutrizionali dei diversi alimenti, in modo da costruire uno schema alimentare di massima a cui affidarsi. A mio avviso, il rischio è semplicemente che a un certo punto risultino un po' ripetitive, perché i legumi (vedi pag. 84) sono pochi e i modi per cucinarli abbastanza monotoni (insalate, zuppe, hummus).

I LEGUMI: CONSIGLIATI A TUTTI

I legumi sono i semi commestibili delle piante appartenenti alla famiglia delle leguminose (papilionacee). I più comuni tra quelli storicamente presenti in Italia sono fagioli, piselli, fave, lenticchie e ceci, a cui si aggiungono cicerchie e lupini. Fanno parte della famiglia delle leguminose pure le arachidi e la soia, anche se vengono indicate come oleaginose perché dai loro semi si estraggono oli.

I legumi possono essere consumati freschi oppure secchi. La differenza è notevole: freschi hanno caratteristiche nutrizionali simili a quelle delle verdure (ricchi d'acqua e fibre); secchi, essendo privi d'acqua, risultano invece ricchi di proteine e carboidrati. Possono poi essere surgelati, oppure lessati e conservati in vetro o scatola.

Volendo ordinare in una classifica nutrizionale le cinque modalità in cui è possibile acquistare i legumi, avremo: 1) freschi; 2) surgelati (conservano gli stessi valori nutrizionali degli alimenti freschi); 3) secchi; 4) lessati e conservati in vetro; 5) lessati e conservati in scatola. Se si scelgono legumi lessati, è bene prestare attenzione ai quantitativi di sale ed eventuale zucchero aggiunti nel corso del processo di confezionamento: è bene preferire quelli senza sale e con quantitativi bassi di zucchero; in generale, meglio il vetro rispetto alla scatola.

Per chi segue una dieta vegana o vegetariana (vedi pag. 78 e pag. 82) i legumi sono imprescindibili perché costituiscono una delle fonti principali di proteine e, se ben bilanciati, vanno a sostituire quelle che andrebbero introdotte con la carne. In questo tipo di diete andrebbero sempre associati ai cereali, perché i due elementi si integrano a vicenda dal punto di vista nutrizionale.

Ma i legumi sono alimenti che vengono consigliati a tutti, a prescindere dalla tipologia di schema alimentare. Per chi segue una dieta dimagrante, poi, sono fondamentali perché hanno un grande potere saziante (a eccezione della soia, che invece è ricca di acidi grassi polinsaturi). Aiutano poi a controllare la glicemia e la pressione sanguigna, contribuiscono alla diminuzione del colesterolo e possono essere utili per chi soffre di stitichezza.

LA PASTA E LA DIETA MEDITERRANEA

La pasta è alla base dalla cultura alimentare italiana ed è un alimento molto importante per la dieta mediterranea, il modello alimentare che seguo e che propongo, nonché quello che nel 2024 si è aggiudicato per il settimo anno consecutivo il titolo di «miglior dieta in assoluto» secondo la classifica della rivista «US News & World Report». Tale dieta si basa sull'insieme di alimenti che sono storicamente e comunemente consumati nei territori che si affacciano sul Mar Mediterraneo e dunque privilegia cereali (soprattutto integrali), frutta, frutta secca, verdura, pesce, olio d'oliva, rispetto a carni rosse e grassi animali.

La dieta mediterranea ha il suo perno nel carboidrato, che deve fornire il 50% di calorie quotidiane, e qui torniamo all'importanza della pasta in questo schema alimentare. Come sempre, è bene variare le tipologie di macro e micronutrienti e dunque alternare la pasta ad altre fonti di carboidrati, come couscous, riso, quinoa, orzo; ma in assenza di patologie non è consigliabile eliminare la pasta in nessun tipo di dieta, sia essa dimagrante, di mantenimento o di irrobustimento.

La pasta è un derivato dei cereali con alta densità energetica. Ed è proprio a causa di questa alta densità energetica, che corrisponde a una percentuale non bassa di calorie, se da molti viene erroneamente demonizzata. Insieme al pane, è spesso il primo alimento che viene tolto nelle diete dimagranti fai-da-te, ma è un'eliminazione sbagliata e, in assenza di sostitutivi adeguati, porta a effetti negativi perché i carboidrati sono alla base del corretto funzionamento del nostro organismo.

Non c'è nessun fondamento scientifico, per esempio, a supporto dell'idea che mangiare la pasta alla sera faccia ingrassare: è una vera e propria leggenda metropolitana. Certo, la cena non dovrebbe essere il pasto più importante della giornata a livello calorico (dovrebbe coprire il 30% del fabbisogno energetico quotidiano, a fronte del 40% del pranzo), ma è come sempre un discorso di quantità, non del singolo alimento.

Il problema semmai sta nell'abuso: la pasta è buona, costa poco, è versatile, dunque capita che venga mangiata troppo frequentemente. Inoltre, viene spesso associata a condimenti molto grassi come pesto, panna, insaccati, e a quel punto è il condimento a risultare dannoso, non la pasta in sé. Ma mangiata nelle giuste quantità... lunga vita alla pasta!

P.S. È da preferire sempre la pasta integrale (vedi pag. 45) perché ricca di fibre alimentari.

I CONSIGLI DEL DOC

COME SOSTITUIRE 100 GRAMMI DI PASTA

La pasta non va né demonizzata né eliminata. Ma è vero che in Italia si tende a mangiarla molto spesso e che è invece utile diversificare le fonti di carboidrati: variarle ci garantisce una gamma di nutrienti essenziali più ampia... e ci fa anche divertire di più in cucina e a tavola, sperimentando sempre qualcosa di nuovo.

Dal punto di vista nutrizionale, possiamo sostituire 100 grammi di pasta con:

- 320 grammi di patate;
- 90 grammi di gallette;
- 90 grammi di riso integrale;
- 140 grammi di pane integrale.

Ma in generale è bene sapere che sono tantissimi gli alimenti con cui è possibile sostituire la pasta. Oltre a quelli elencati, possiamo citare anche orzo, farro, mais, quinoa, couscous, polenta, cracker, grissini, wasa... Ce n'è a sufficienza per provare ogni giorno qualcosa di nuovo!

NE SEI PROPRIO SICURO?

IL KAMUT È IL GRANO MIGLIORE?

Il kamut non è il grano migliore, è una tipologia di grano tra le molte esistenti.

Come molti ormai sanno, «kamut» è un marchio registrato da un'azienda americana, la Kamut International, che ha fatto negli ultimi anni un'enorme campagna di marketing ed è così riuscita a conquistare ampi spazi del mercato alimentare. Nello specifico, «kamut» identifica una particolare tipologia di grano, il khorasan, che fa parte dei cosiddetti «grani antichi», cioè piante che non hanno subito nei secoli interventi genetici da parte dell'uomo e si presentano oggi con le stesse caratteristiche che avevano ai tempi delle antiche civiltà umane.

Detto questo, l'idea che il kamut sia più salutare rispetto ad altre tipologie di grani è errata. In realtà, non c'è molta differenza: il kamut è leggermente più digeribile perché ha una percentuale di poco maggiore di proteine e carotenoidi, ma niente più; dal punto di vista delle calorie non c'è nessuna differenza. Anche l'idea che non contenga glutine è totalmente priva di fondamento: in realtà ne è ricco.

ZUCCHERI E BAMBINI

L'American Health Association raccomanda di evitare la somministrazione di zuccheri semplici ai bambini sotto i 2 anni e di non superare i 25 grammi al giorno tra i 2 e i 18 anni. Sono quantità molto inferiori a quelle che normalmente vengono assunte nei Paesi occidentali. Gli effetti negativi dell'abuso di zuccheri in età infantile sono parecchi e vanno dalle carie e il sovrappeso a patologie molto più severe, come le cirrosi epatiche, il diabete di tipo 2 e l'obesità.

A fronte di questi dati, va da sé che bisognerebbe limitare moltissimo l'assunzione di zuccheri nei bambini e nei ragazzi. Ma è qualcosa di molto più semplice a dirsi che a farsi.

Il problema è che la grande maggioranza degli alimenti per bambini è molto zuccherata. Il che fa doppiamente male: oltre a causare un abuso di zuccheri nella dieta, abitua fin dalla prima infanzia a gusti dolcissimi, molto zuccherini, il bambino, che così andrà via via a percepire tutti gli altri sapori come amari, instaurando una spirale che lo porterà a cercare sapori sempre più dolci. Lo zucchero, inoltre, dà anche un po' di dipendenza, perché è uno stimolatore naturale di serotonina, il cosiddetto «ormone del buonumore».

I bambini dovrebbero assumere zuccheri soprattutto nella loro forma naturale, cioè tramite il latte, la frutta fresca, lo yogurt, e invece limitare il più possibile gli alimenti industriali dove gli zuccheri vengono aggiunti, spesso in percentuali molto, molto ingenti.

Tra i prodotti da limitare ci sono:

- succhi di frutta;
- bevande zuccherate;
- snack e merendine;
- cioccolato al latte (soprattutto bianco);
- biscotti;
- caramelle.

Come sempre, non è necessario evitare sempre e comunque tutti questi alimenti, ma consumarli con moderazione e buonsenso all'interno di una dieta equilibrata sì.

I CONSIGLI DEL DOC

LO ZUCCHERO È OVUNQUE

Che sia necessario prestare attenzione alla quantità di zucchero presente in succhi di frutta, bevande gassate, merendine e cioccolata è cosa nota, meno risaputo è invece il fatto che lo zucchero è presente in moltissimi altri prodotti, pure salati. Tra questi «insospettabili» ce ne sono alcuni tra:

- sughi pronti;
- salumi e insaccati;
- pane in cassetta;
- pizza surgelata;
- zuppe e verdure in scatola;w
- panature dei prodotti surgelati;
- hamburger (anche vegetali).

Lo zucchero ha letteralmente invaso gli scaffali dei supermercati, in parte perché viene usato come conservante naturale, ma soprattutto perché è utilizzato per insaporire i prodotti di scarsa qualità.

Ecco perché il primo e più importante consiglio per evitarlo (o quantomeno per essere consapevoli di quanto se ne sta assumendo quotidianamente) è controllare le etichette nutrizionali (vedi pag. 102) di ciò che si intende acquistare. A volte c'è scritto semplicemente «zucchero» o «miele», altre volte si tratta di «sciroppo di»: glucosio, fruttosio, agave, acero. Altre volte ancora vengono utilizzate parole più strane come «destrosio», «galattosio», «lattosio». Sono tutti dolcificanti.

In questa marea di nomenclature, c'è un piccolo trucchetto: quasi tutto ciò che finisce in «-osio» è uno zucchero. L'eccezione che conferma la regola è l'aspartame, un edulcorante artificiale.

NE SEI PROPRIO SICURO?

IL CAFFÈ FA MALE?

In una persona senza patologie specifiche, la risposta è: dipende dalle dosi.

Due caffè al giorno fanno male? No. Quattro? No. Sei? Be', sei iniziano a essere tanti.

Il caffè è una sorta di non-sostanza, è assimilabile a una tisana, a un infuso, e in quanto tale non dà nessun apporto nutrizionale, e dunque calorico. La caffeina, che è l'alcaloide presente nella pianta di caffè, va però a stimolare il sistema nervoso centrale aumentando i quantitativi di adrenalina e dando così una sensazione di eccitazione. Il problema principale è che, se assunta in quantità eccessive, può creare dipendenza e assuefazione, portandoci ad aumentare sempre più le quantità per ricreare lo stesso effetto eccitante.

In ogni caso è l'abuso a creare problemi, e per abuso si intende una quantità superiore ai cinque caffè al giorno protratta per un lungo lasso di tempo. Tra gli effetti negativi possono esserci, oltre alla dipendenza, l'accelerazione dei battiti cardiaci e l'aumento dell'adrenalina nel sistema nervoso centrale. Il fatto che il caffè contenga tannini può anche portare a un'azione definita «antinutriente», perché va a limitare l'assorbimento di alcuni nutrienti, in particolar modo quello del ferro.

Ovviamente, l'assunzione del caffè deve essere limitata anche per chi soffre di ipertensione, tachicardia, insonnia, così come di gastrite o di reflusso. Allo stesso modo, meglio evitarlo se si assumono psicofarmaci.

I CONSIGLI DEL DOC

COME CONSERVARE GLI ALIMENTI NEL FRIGORIFERO

A volte si sottovaluta l'importanza di un frigorifero ben organizzato: posizionare gli alimenti nei ripiani più adatti a ciascuno di loro aiuta a preservarne la freschezza e a prevenire possibili contaminazioni. Inoltre, l'ordine può aiutare con la dieta, perché consente di individuare subito dove si trova l'alimento che si sta cercando. Ecco alcuni suggerimenti:

- dopo la spesa, mettete rapidamente gli alimenti alle giuste temperature di conservazione, in frigorifero, freezer o dispensa;
- organizzate gli alimenti secondo la giusta temperatura del frigorifero (vedi schema qui sotto);
- evitate di riporre cibi ancora caldi nel frigorifero, aspettate che si siano raffreddati;
- utilizzate contenitori puliti chiusi con coperchio o pellicola per evitare il contatto degli alimenti con l'aria e ridurre la perdita di umidità e sapore;
- riponete gli alimenti con la data di scadenza (vedi pag. 104) più prossima in avanti, in modo da poterli consumare prima (se volete un trucco per ricordarvi meglio questo consiglio esiste l'acronimo FIFO, che significa First In First Out);

- mantenete il frigorifero pulito e in buone condizioni.

Ed ecco uno schema che vi consentirà di posizionare in frigorifero ogni alimento al suo posto:

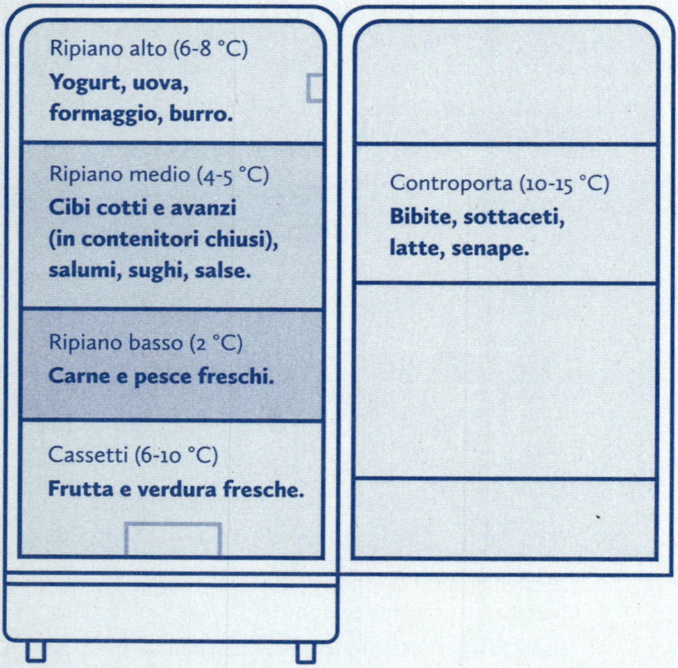

I SURGELATI: ALLEATI O NEMICI?

Ci sono sostanzialmente due tipi di surgelati:

- PRODOTTO SURGELATO SENZA ADDITIVI E SENZA AVER SUBITO PASSAGGI INTERMEDI
  Si intende un prodotto fresco immediatamente congelato dopo essere stato raccolto (nel caso di verdure) o pescato (nel caso di pesce), senza passaggi intermedi oltre alla semplice pulizia e senza l'aggiunta di conservanti o aromi. Ha più o meno gli stessi valori nutrizionali del prodotto fresco, quindi si può introdurre senza problemi nella propria dieta; quello che cambia è la qualità organolettica, cioè la consistenza, il sapore e l'odore, che possono essere meno soddisfacenti rispetto al prodotto fresco. Ma comunque è un prodotto valido, facile e veloce da usare in cucina.
- PRODOTTO PRECOTTO O PRECUCINATO
  Si intende un prodotto che ha subito vari passaggi intermedi, tanto che di solito si può mangiare direttamente dopo essere stato scongelato e scaldato, senza doverlo cucinare o preparare. Sono in genere prodotti molto salati e molto grassi, non di rado ricchi di additivi, zuccheri e conservanti. Insomma, bisogna sicuramente sceglierli con cura e moderazione: alcuni prodotti sono validi, altri proprio no.

- Una semplice regola che ci consente di scegliere un surgelato salutare è assicurarsi che nella lista degli ingredienti (vedi pag. 102) sia presente solo l'alimento base, al massimo con un po' di sale aggiunto. Se, per esempio, stiamo comprando dei piselli surgelati, tra gli ingredienti dovrebbero comparire solo i piselli; quando invece la lista comincia ad allungarsi significa che ci troviamo di fronte a un alimento trattato.

NE SEI PROPRIO SICURO?

RICONGELARE I PRODOTTI SCONGELATI? SÌ? NO? FORSE?

I prodotti scongelati si possono ricongelare, ma solo se prima vengono cotti. Se, per esempio, scongelate un filetto di salmone crudo, lo cucinate in forno e poi non lo mangiate, a quel punto potete rimetterlo in freezer senza problemi; se invece lo scongelate senza poi cucinarlo non è assolutamente possibile riportarlo in congelatore.

È difatti un discorso di batteri. Congelando un prodotto contaminato dai batteri, questi non vengono eliminati ma semplicemente «si disattivano», e nel momento in cui il prodotto viene scongelato tornano in vita anche i batteri, che a quel punto possono riprodursi e prolificare, trasformando l'alimento in dannoso. Se però il prodotto viene cucinato, le alte temperature uccideranno i batteri (nella gran parte dei casi) e l'alimento tornerà «sano», e così potrà essere ricongelato.

In generale, sarebbe bene rispettare sempre la catena del freddo nel momento in cui si scongela un alimento: da freezer a frigorifero, dove si scongelerà a poco a poco. È invece un procedimento non corretto portare l'alimento da freezer ad ambiente oppure da freezer a sott'acqua: dal momento che, così facendo, la parte esterna si scongela prima di quella interna, i batteri avranno il tempo per cominciare a proliferare. Allo stesso modo, è più sicuro utilizzare un abbattitore anche per i piatti cucinati in casa prima di metterli in freezer: in questo modo, il congelamento sarà istantaneo non lasciando tempo ai batteri di riprodursi.

I CONSIGLI DEL DOC

I CONSIGLI DEL DOC PER FARE LA SPESA

Fare la spesa in maniera efficace è fondamentale per costruirsi delle corrette abitudini alimentari e impostare una dieta equilibrata. Al supermercato si possono trovare tanto alimenti salutari quanto prodotti che sarebbe meglio evitare, o almeno centellinare, e spesso se non ci si organizza in anticipo è facile acquistare cibi errati o che si sarebbe preferito evitare.

Ecco qualche strategia che vi consentirà di limitare gli acquisti inutili (o dannosi):

- **PRENDERSI DEL TEMPO PER FARE LA SPESA**
  Vi consentirà di curiosare con calma tra gli scaffali, confrontare prodotti simili tra loro, scegliere quelli più adatti alle vostre esigenze e sperimentare magari qualcosa di nuovo che vi aiuterà a variare la dieta. È anche un modo per prendere coscienza di quello che si andrà a mangiare nel corso dei giorni successivi. Facendo la spesa di fretta, invece, si rischia di fossilizzarsi sempre sugli stessi alimenti, comprandoli in automatico.
- **NON FARE LA SPESA IMMEDIATAMENTE PRIMA DI CENA O DI PRANZO**
  A causa degli impegni lavorativi o famigliari, a volte è difficile seguire questo suggerimento, ma è utilissimo: bisognerebbe sempre andare al supermercato a stomaco pieno, per evitare che l'occhio si lasci ingolosire e che la fame guidi i nostri acquisti.
- **FARE UNA LISTA DELLA SPESA**
  Prima di andare al supermercato, è utile fare la cernita di cosa c'è e cosa non c'è in casa, pensare a ciò che si desidera cucinare e mangiare durante la settimana, e poi preparare una lista della spesa dettagliata. In questo modo eviterete di comprare prodotti che non servono e che poi vi ritroverete a dover mangiare lo stesso, e allo stesso tempo porterete a casa tutto il necessario per perseguire una dieta equilibrata. È anche un consiglio utile per risparmiare!

- RIPRODURRE NEL CARRELLO LE STESSE TRE PARTI E PERCENTUALI DEL «PIATTO BILANCIATO» (VEDI PAG. 18)
  È utile immaginare di suddividere il carrello in tre parti: la prima, pari al 50% del totale, la riempirete di frutta e verdura; le restanti due di carboidrati e proteine in egual misura. In questo modo saprete anche visivamente quali alimenti sono da consumare con maggior frequenza e quali meno, e una volta a casa vi risulterà più facile creare i pasti giornalieri.
- FARE UNA SPESA GROSSA UNA O DUE VOLTE AL MESE + UNA SPESA DI ALIMENTI FRESCHI UNA VOLTA ALLA SETTIMANA
  È un altro trucchetto utile per evitare di acquistare prodotti inutili: riempiendo il carrello in un'unica volta, sarà più difficile lasciarsi andare facendosi tentare da snack e affini. Nella spesa mensile, si devono privilegiare i prodotti a lunga conservazione (carboidrati, scatolame, surgelati), mentre la spesa settimanale, di entità più modesta, sarà dedicata a frutta, verdura e prodotti freschi.

I CONSIGLI DEL DOC

COME LEGGERE LE ETICHETTE DEGLI ALIMENTI

Leggere le etichette degli alimenti è importantissimo: è l'unico modo per essere certi di ciò che mangiamo. I prodotti industriali spesso nascondono più di quanto mostrano: ci sono cibi salati che invece sono ricchi di zucchero (vedi pag. 92), confezioni di legumi a cui sono state aggiunte importanti quantità di sale (vedi pag. 75), succhi di frutta in cui la percentuale di frutta è inferiore al 50%... Le insidie sono molte e solo prestando la giusta attenzione alle «scritte piccole» possiamo evitarle.

Le informazioni principali presenti sulle etichette sono:

- ELENCO DEGLI INGREDIENTI
  È la lista di tutte le sostanze impiegate nella produzione dell'alimento. In generale, meno ingredienti ci sono, meglio è. Se, per esempio, prendiamo del pane, tra gli ingredienti dovrebbero esserci solto farina, lievito, sale; se invece troviamo anche acidificanti, oli, insaporitori vari... be', meglio lasciarlo sullo scaffale! L'elenco degli ingredienti è disposto secondo un ordine ben preciso: da quello presente in percentuali maggiori a

quello presente in percentuali minori. È un altro aspetto che è bene tenere nella giusta considerazione. Se, per esempio, prendiamo dei biscotti, il primo tra gli ingredienti dovrebbe essere la farina; non lo zucchero come a volte accade. Nell'elenco troverete poi evidenziati gli allergeni e, se presenti oli vegetali, sarà indicata l'esatta provenienza (olio di palma, olio di cocco...).

- DICHIARAZIONE NUTRIZIONALE
  È l'elenco dei nutrienti presenti nell'alimento, a volte si trova sotto forma di lista, altre volte sotto forma di tabella. Ciascuna indicazione è riferita per 100 grammi o 100 millilitri di prodotto, e in alcuni casi anche per porzione raccomandata. L'elenco comprende: valore energetico (Kcal), grassi (di cui acidi grassi saturi), carboidrati, zuccheri, proteine, sale. In generale, è bene prestare attenzione soprattutto agli acidi grassi saturi e agli zuccheri: se sono vicini alla grammatura totale dell'alimento significa che ci troviamo davanti a prodotti rispettivamente molto grassi o molto dolci.
- DURABILITÀ DEL PRODOTTO
  Indica la data di scadenza («da consumare entro il») o il temine minimo di conservazione («da consumarsi preferibilmente entro il») (Vedi pag. 104).
- CONDIZIONI DI CONSERVAZIONE E USO
  Indica come e dove conservare il prodotto («in luogo fresco e asciutto», «in frigorifero»...) prima e dopo l'apertura.

- **Paese d'origine e luogo di provenienza**
  È un'indicazione molto importante perché ogni stato ha leggi più o meno permissive in merito alla produzione e alla conservazione degli alimenti, per esempio la legislazione italiana è molto severa nei confronti dell'uso dei pesticidi e, dunque, da questo punto di vista, sarebbe bene preferire frutta e verdura coltivate in Italia.

NE SEI PROPRIO SICURO?

È VERO CHE NON SI DEVE MAI MANGIARE UN ALIMENTO DOPO LA SUA SCADENZA?

Dipende. Ci sono alimenti che si possono tranquillamente mangiare dopo la data di scadenza, altri per cui è fortemente sconsigliato. È facile capire quali cibi fanno parte di una categoria e quali dell'altra, basta seguire le indicazioni sulla durabilità del prodotto presenti per legge sulle etichette (vedi pag. 103), dove vengono utilizzate due diciture diverse:

- DA CONSUMARE ENTRO IL
- Viene definita «data di scadenza» vera e propria. Significa che, superata la data indicata, il prodotto può causare problemi gastrointestinali e quindi non andrebbe mai

consumato. Intendiamoci: in genere non ci sono conseguenze gravi, si parla di nausea, brividi, vomito, crampi, febbre... ma si tratta comunque di esperienze poco piacevoli!

- DA CONSUMARSI PREFERIBILMENTE ENTRO IL
- Viene definito «termine minimo di conservazione». Significa che, superata la data indicata, il prodotto può aver cambiato alcune qualità organolettiche, come sapore, odore, consistenza, ma può essere consumato senza problemi per la salute.

È una distinzione molto importante da conoscere, perché aiuta a evitare gli sprechi alimentari. In generale, tenete presente che non sono molti gli alimenti che devono sempre e comunque essere consumati entro e non oltre la data indicata, essenzialmente solo i prodotti freschi.

P.S. Ovviamente, stiamo sempre parlando di prodotti chiusi e conservati in modo corretto, cioè secondo le indicazioni riportate sull'etichetta.

NUTRI QUIZ DEL DOC

NUTRI QUIZ DEL DOC

1. **Se nella lista degli ingredienti compare uno di questi termini, in quali casi significa che vi trovate davanti a un prodotto zuccherato?**
   a. Fruttosio.
   b. Galattosio.
   c. Aspartame.

2. **Se seguo una dieta vegana, quale vitamina è utile integrare?**
   a. B9.
   b. C.
   c. B12.

3. **Che cosa si intende per «corretta alimentazione»?**
   a. Mangiare solo frutta e verdura.
   b. Variare il più possibile gli alimenti e farlo nelle giuste quantità e percentuali.
   c. Eliminare i dolci e ridurre il più possibile l'apporto di carboidrati.

4. **Quale o quali tra queste pratiche sono utili se si vuole dimagrire?**
   a. Saltare un paio di pasti ogni settimana.
   b. Evitare di mangiare la pasta di sera.
   c. Preferire i prodotti integrali a quelli bianchi.

ATTENZIONE: le risposte corrette possono anche essere più di una o nessuna!

- VITA ATTIVA, ESERCIZIO FISICO, SPORT: DI COSA STIAMO PARLANDO?
- SONO TROPPO VECCHIO PER FARE ATTIVITÀ FISICA?
- L'IMPORTANZA DELL'ATTIVITÀ FISICA E I RISCHI DELLA SEDENTARIETÀ
- È VERO CHE BISOGNA FARE ALMENO 10.000 PASSI AL GIORNO?
- QUALE SPORT SCEGLIERE
- OGNI ETÀ HA LE SUE REGOLE
- SUDARE FA PERDERE PESO?
- QUALCHE TRUCCHETTO PER INSERIRE DEGLI ESERCIZI FISICI NELLA QUOTIDIANITÀ
- SE MI ALLENO TUTTI I GIORNI, POSSO MANGIARE E BERE QUELLO CHE VOGLIO?
- QUALCHE TRUCCHETTO PER AVERE UNA VITA ATTIVA
- L'ESERCIZIO FISICO È EFFICACE SOLO SE STANCANTE E DOLOROSO?
- ATTIVITÀ FISICA E GRAVIDANZA
- ATTIVITÀ FISICA E ALLATTAMENTO

PARTE TERZA

MUOVERSI

VITA ATTIVA, ESERCIZIO FISICO, SPORT: DI COSA STIAMO PARLANDO?

Avere una vita attiva è uno dei fattori più importanti per mantenersi in buona salute. «Vita attiva» significa, molto semplicemente, far sì che il nostro organismo, nell'arco della giornata, abbia un dispendio energetico superiore a quello che avrebbe senza fare alcun movimento o facendone pochissimo. Significa camminare, andare in bicicletta, fare yoga o stretching, salire le scale, ballare a un concerto, in buona sostanza tutto ciò che può essere classificato come «muoversi». Alla base della vita attiva sta l'attività fisica, che l'OMS definisce come «qualunque movimento corporeo prodotto dai muscoli scheletrici che richiede un dispendio di energia superiore a quello a riposo».

L'esercizio è invece una pratica «pianificata, strutturata, ripetitiva e che mira a migliorare o mantenere uno o più componenti della forma fisica», sempre secondo la definizione dell'OMS. È dunque qualcosa di diverso rispetto alla semplice attività fisica. Camminare per un'ora con poche o nessuna pausa è esercizio fisico, portare ogni sera a passeggio il cane non lo è, è semplicemente una buona pratica che può essere alla base di una vita attiva. Allo stesso modo, fare una mezz'oretta di corsa, andare in palestra, seguire una lezione di zumba... sono tutti esercizi fisici.

Ancora diverso è il concetto di attività sportiva. Si tratta infatti di esercizio fisico svolto all'interno di un contesto collettivo in cui esistono regole, codici e standard precisi da rispettare. Secondo il Consiglio d'Europa per sport s'intende «qualsiasi forma di attività fisica che, attraverso una partecipazione organizzata o non, abbia per obiettivo l'espressione o il miglioramento della condizione fisica e psichica, lo sviluppo delle relazioni sociali o l'ottenimento di risultati in competizioni di tutti i livelli». In genere l'attività sportiva è finalizzata a un qualche tipo di competizione.

È quasi ovvio che praticare uno sport implica compiere esercizio fisico in maniera costante e strutturata, perché per rispettare gli standard richiesti e partecipare alle competizioni, di qualsiasi tipo esse siano, bisogna essere sufficientemente allenati. Dunque, andare a sciare di tanto in tanto durante la stagione invernale è esercizio fisico; allenarsi più volte alla settimana per poi partecipare a uno slalom è attività sportiva.

NE SEI PROPRIO SICURO?

SONO TROPPO VECCHIO PER FARE ATTIVITÀ FISICA?

Non c'è un'età in cui è consigliato smettere di fare attività fisica. Anzi, è vero il contrario: fa sempre bene all'organismo, a prescindere dall'età, ed è buona norma cercare di praticarla sempre e con costanza, per l'intero arco della vita.

Il consiglio è semplicemente quello di scegliere gli esercizi giusti, a seconda della propria età e del proprio quadro clinico, e praticarli con le corrette intensità e frequenza (vedi pag. 118). A settant'anni, non farà bene correre per un'ora d'inverno sotto la pioggia come si sarebbe fatto a trenta, perché il sistema immunitario è più debole e metterlo sotto stress può portare a conseguenze negative, invece può essere utile fare ginnastica dolce e stretching per mantenere le articolazioni in movimento. Allo stesso modo, se si è avuto uno stile di vita sedentario per tanti anni, nel momento in cui si comincerà a svolgere esercizi fisici bisognerà farlo con gradualità e senza «spingere» troppo.

L'IMPORTANZA DELL'ATTIVITÀ FISICA E I RISCHI DELLA SEDENTARIETÀ

Insieme all'astinenza dal fumo, al consumo moderato di alcolici e a un'alimentazione sana, l'attività fisica costituisce uno dei comportamenti più efficaci per prevenire numerose patologie e per garantire il benessere del nostro organismo. Si tratta di un benessere a trecentosessanta gradi:

- fisico: contribuisce a mantenere il fabbisogno energetico superiore a quello del metabolismo basale, prevenendo o contrastando sovrappeso e obesità (brucia il grasso in eccesso);
- fisiologico: abbassa i valori della pressione arteriosa e dell'ipercolesterolemia, previene malattie cardiovascolari (mantiene il sistema circolatorio attivo), contrasta l'insorgenza del diabete (tiene sotto controllo la glicemia) e l'osteoporosi (mantiene le articolazioni attive);
- psicologico: riduce ansia, depressione e stress (produce serotonina, l'ormone del buonumore).

Non tutte le attività fisiche avranno gli stessi effetti benefici sull'organismo, e molto dipende dall'intensità con cui vengono svolte: per un adulto under 60 in salute correre un'ora tutti i giorni è chiaramente più efficace di qualche saltuaria camminata a passo sostenuto, così come giocare a tennis al circolo una volta al mese non ha effetti paragonabili a quelli di un allenamento a una qualsiasi disciplina due volte alla settimana.

In ogni caso, diversi studi hanno stabilito che ci sono due principi validi per chiunque, a prescindere dall'età e dall'abitudine al movimento:

- praticare qualsiasi tipo di attività fisica, per quanto blanda e saltuaria, è meglio rispetto al non praticarla;
- i benefici sull'organismo aumentano via via che si prolunga nel tempo l'abitudine a muoversi.

NE SEI PROPRIO SICURO?

È VERO CHE BISOGNA FARE ALMENO 10.000 PASSI AL GIORNO?

Tendenzialmente sì. Ma è importante tenere presente che 10.000 è solo un numero convenzionale: non cambia molto se si mantiene una media quotidiana di 8500 passi o di 10.500, l'importante è assestarsi attorno a questa cifra.

Mettiamola così: 10.000 passi al giorno è una misura standard che nel corso degli anni si è imposta per esortarci a muoverci nell'arco della nostra giornata. Camminare è il movimento più semplice e immediato che possiamo compiere, quello che chiunque di noi fa ogni giorno, a prescindere dallo stile di vita: 10.000 passi è la misura che, se raggiunta con costanza, consente, anche in assenza di esercizio fisico di altro tipo, di avere un metabolismo attivo.

I CONSIGLI DEL DOC

QUALE SPORT SCEGLIERE

Quando mi viene chiesto qual è lo sport migliore per raggiungere un certo obiettivo (sia esso perdere peso, irrobustirsi o mantenere il peso forma), rispondo sempre: «Quello che vi piace di più». O meglio: «Quello che vi potrà appassionare».

Qualsiasi esercizio fisico o attività sportiva è premiante se viene protratto nel tempo; in assenza di costanza, invece, gli effettivi benefici saranno scarsi e di breve durata. Ecco perché non ha senso che vi obblighiate a praticare qualcosa che non vi piace. Allo stesso modo per cui un piano alimentare efficace (vedi pag. 62) deve essere basato sui vostri gusti e sul vostro stile di vita pregresso, l'esercizio fisico o sportivo deve piacervi, in modo che possa, nel tempo, tramutarsi in abitudine, routine, qualcosa che si desidera svolgere.

Certo, qualche limite in questa scelta c'è: bisogna considerare anche le vostre caratteristiche fisiche o patologiche. Io ho un legamento crociato anteriore rotto e il menisco ridotto parecchio male, dunque sarebbe una mossa poco saggia decidere di giocare a calcio: se lo facessi, gli effetti negativi sul mio corpo sarebbero più ingenti di quelli positivi. Ma una volta escluse quelle attività che sarebbe errato praticare, ne rimangono ancora decine e decine tra cui scegliere!

L'ultimo aspetto da considerare è la gradualità. Se si è condotto una vita molto sedentaria per anni, bisogna cominciare a svolgere attività fisica a poco a poco, senza esagerare. Una persona in stato di obesità importante, per esempio, prima di mettersi a fare del movimento deve cominciare a perdere un po' di peso, altrimenti c'è il rischio che anche una blanda attività fisica possa creare danni cardiocircolatori o alle articolazioni.

Non esistono nemmeno sport più adatti di altri per chi vuole perdere peso. Per dimagrire bisogna creare un deficit tra le calorie introdotte nel corpo con l'alimentazione e le calorie consumate nel corso della giornata. Qualsiasi esercizio fisico aumenta il dispendio energetico, dunque qualsiasi esercizio fisico è indicato a chi vuole dimagrire. L'importante è che sia costante, ripetuto e prolungato nel tempo.

Esistono tutt'al più attività più o meno indicate al risultato estetico a cui si vuole arrivare. Se vi interessa solo dimagrire e non vi vedete bene con un corpo muscoloso, allora la corsa sarà l'ideale; se invece amate il muscolo ben definito e il «six pack» sull'addome, allora meglio propendere per la palestra. Ma si tratta di differenze di obiettivi prettamente estetici.

A scanso di equivoci, lo ripeto: scegliete lo sport che più vi piace, dedicate del tempo agli esercizi fisici che più vi rilassano, alle attività che vi fanno stare bene con voi stessi e con il vostro corpo. È tutto qui il segreto: se qualcosa piace e fa stare bene, poi si desidera continuare a farlo.

OGNI ETÀ HA LE SUE REGOLE

Praticare attività fisica, in assenza di patologie specifiche, fa bene sempre e comunque. È fortemente consigliato farla in qualsiasi età della vita, anche se questo non significa che un ragazzino di dodici anni, un adulto di quaranta e un anziano di settanta possano dedicarsi agli stessi esercizi con la stessa frequenza.

L'OMS distingue due tipi di attività fisica:

- MODERATA
  Attività che induce un incremento modesto dell'attività respiratoria e circolatoria, tale per cui è possibile parlare mentre la si svolge. Viene consumata tra le tre e le sei volte l'energia che solitamente si consuma a riposo. È il caso della camminata ad andatura sostenuta.
- INTENSA
  Attività che induce un incremento ingente dell'attività respiratoria e circolatoria, tale per cui è difficoltoso parlare mentre la si svolge. Viene consumata almeno sei volte l'energia che solitamente si consuma a riposto. È il caso della corsa serale.

Sulla base di questa distinzione, sempre l'OMS, fornisce queste raccomandazioni per fascia d'età:

- BAMBINI E RAGAZZI (5-17 ANNI)
  Almeno 60 minuti al giorno di attività fisica (di cui almeno tre volte alla settimana attività fisica intensa). È molto importante limitare le ore trascorse in modo sedentario.
- ADULTI (18-64 ANNI)
  Almeno 150 minuti a settimana di attività fisica moderata, oppure almeno 75 minuti di attività fisica intensa. È consigliato inserire nella routine settimanale attività di rafforzamento muscolare (addominali, piegamenti, palestra) per almeno due volte a settimana in giorni non consecutivi.
- ANZIANI (65+ ANNI)
  In assenza di patologie importanti, valgono le stesse raccomandazioni degli adulti: almeno 150 minuti a settimana di attività fisica moderata, oppure almeno 75 minuti di attività fisica intensa. Per conservare le abilità fisiche, è consigliato inserire nella routine settimanale dell'attività fisica multicomponente (una combinazione di attività aerobica, di rafforzamento muscolare e allenamento dell'equilibrio) almeno tre giorni a settimana.

Ovviamente, superata una certa età, le attività fisiche devono essere svolte in maniera un po' più blanda, con i giusti tempi di recupero e con le giuste temperature (miti), ed è buona norma prestare maggiore attenzione alle condizioni generali del proprio fisico.

Quanto alle attività più indicate per gli over 65, in assenza di patologie specifiche, vale questo piccolo elenco:

- attività che si svolgono nell'acqua (nuoto, aquagym);
- ginnastica dolce (esercizi di movimento a corpo libero, stretching);

- camminata;
- palestra (lavori con piccoli pesi e senza sforzi importanti);
- ciclismo;
- trekking (senza sforzare).

NE SEI PROPRIO SICURO?

SUDARE FA PERDERE PESO?

Sì. Ma non fa dimagrire.

Lo so, le due affermazioni possono sembrare in contraddizione, ma non è così. Sudare fa perdere peso perché fa perdere liquidi, ma non fa dimagrire perché non brucia grassi. E i liquidi che vengono persi con il sudore devono essere reintegrati, altrimenti si corre il rischio di disidratarsi (vedi pag. 39). L'unico modo per perdere peso è consumare più calorie rispetto a quante ne vengono introdotte, e il sudore non è necessariamente un sintomo che questo stia avvenendo: a parità di sforzo fisico, ci sono persone che sudano moltissimo e altre che non sudano affatto. Pensateci: se il sudore fosse sinonimo di dimagrimento, d'estate saremmo tutti magri come dei chiodi...

I CONSIGLI DEL DOC

QUALCHE TRUCCHETTO PER INSERIRE DEGLI ESERCIZI FISICI NELLA QUOTIDIANITÀ

Per esercizi fisici, si intendono quelle attività «pianificate, strutturate, ripetitive e che mirano a migliorare o mantenere uno o più componenti della forma fisica» (vedi pag. 111). Si va dalla camminata a passo sostenuto alla corsa, fino ad arrivare alla palestra, allo yoga o all'attività sportiva vera e propria.

Sono tre i punti più importanti da seguire quando si cerca di introdurre un'attività strutturata all'interno di una vita prevalentemente sedentaria:

- scegliere un'attività che piaccia e che possa appassionare;
- scegliere un'attività che non porti via troppo tempo;
- darsi degli obiettivi raggiungibili.

Sono tutti consigli pensati per «entrare in punta di piedi» in una routine sedentaria e cercare di modificarla.

Se si viene da uno stile di vita poco attivo, non si può pensare di introdurre dall'oggi al domani cinque sessioni di allenamento alla settimana, perché sarebbe un cambiamento delle abitudini troppo ingente, che incontrerebbe moltissime resistenze e che probabilmente l'organismo stesso non riuscirebbe a sopportare. Meglio cominciare, per esempio, con una camminata sostenuta un paio di sere a settimana o una corsetta al parco, entrambe attività che hanno il vantaggio di essere gratuite, accessibili a tutti e che non necessitano di alcuna preparazione.

Se invece la causa della vita sedentaria è avere poco tempo libero, è importante attuare qualche piccolo stratagemma per utilizzare al meglio i «buchi». Per esempio, si potrebbe acquistare un tapis roulant e prendere l'abitudine di usarlo anche solo per pochi minuti a sessione, mentre si è in attesa di qualcosa (che bolli l'acqua della pasta, che vada in temperatura il forno...), oppure mentre si sta facendo dell'altro (ripassare una presentazione di lavoro per il giorno successivo, seguire un webinar...). Un altro trucchetto è organizzare delle attività insieme ai propri affetti (partner, figli), in modo da svolgere dell'esercizio fisico e allo stesso tempo trascorrere del tempo con loro: un buon esempio è la biciclettata di famiglia durante il weekend.

Ci sono ovviamente dei casi limite, ma in generale è difficile non trovare nemmeno 15-20 minuti ogni due giorni che possono essere dedicati all'esercizio fisico: di solito si tratta solo di una routine da modificare e della volontà di farlo.

NE SEI PROPRIO SICURO?

SE MI ALLENO TUTTI I GIORNI, POSSO MANGIARE E BERE QUELLO CHE VOGLIO?

Io parto sempre da un presupposto: se vi allenate tutti i giorni, o comunque con costanza, significa che ci tenete al vostro corpo sia dal punto di vista psicofisico sia – perché no? – estetico. E nessuno che tiene davvero al proprio corpo vorrà sempre esagerare con alcol e cibo. Anche soltanto per il semplice fatto che alla lunga è impossibile per l'organismo conciliare un'attività fisica costante con una dieta totalmente squilibrata. La risposta dunque è no, senza esitazioni.

Se invece la domanda è: «Se mi alleno tutti i giorni, posso concedermi un paio di bicchieri di vino in più o una cena ipercalorica di tanto in tanto senza ingrassare?», allora la risposta è: «In linea di massima, sì». Se il vostro fabbisogno energetico quotidiano è alto, potrete ingerire qualche caloria in più senza «temere» la bilancia.

Ma la base deve sempre e comunque essere un'alimentazione equilibrata, altrimenti qualsiasi effetto benefico dato dall'attività fisica verrà presto cancellato.

I CONSIGLI DEL DOC

QUALCHE TRUCCHETTO PER AVERE UNA VITA ATTIVA

Con vita attiva (vedi pag. 111) s'intende uno stile di vita non totalmente sedentario. Vuol dire attuare comportamenti e buone pratiche che fanno sì che, nel corso della giornata, si sia compiuta una serie di attività fisiche, blande ma che portano comunque a un piccolo surplus di consumo energetico.

Da questo punto di vista, esistono alcuni trucchetti che, con un dispendio di tempo e di fatica minimo, possono dare benefici anche importanti. La buona notizia è che possono tutti essere inseriti facilmente nella quotidianità:

- salire le scale a piedi invece di prendere l'ascensore;
- quando possibile, utilizzare la bicicletta per gli spostamenti quotidiani;
- scendere dal mezzo pubblico una fermata prima rispetto a quella di destinazione;
- parcheggiare un po' più lontano da casa, dall'ufficio o da qualsiasi altra destinazione;
- utilizzare l'automobile solo se indispensabile;
- se possibile, fare giardinaggio o coltivare l'orto;

- a piedi, scegliere strade un po' più lunghe invece di quelle più brevi;
- se si ha un lavoro sedentario, fare ogni ora o due una pausa-camminata di un paio di minuti;
- parlare al telefono camminando.

NE SEI PROPRIO SICURO?

L'ESERCIZIO FISICO È EFFICACE SOLO SE STANCANTE E DOLOROSO?

Il dolore non è sintomo di dispendio energetico. Tradotto: se al termine di una sessione di allenamento sentite dolori ovunque, non significa che avete bruciato più calorie di chi, alla fine della stessa sessione, è fresco come una rosa. Semmai, significa che non siete abbastanza allenati o che state eseguendo l'esercizio in maniera scorretta; in entrambi i casi, è bene riflettere sul perché si prova dolore e, nel caso, modificare i carichi o le tipologie di lavoro o consultarsi con un professionista.

La stanchezza invece è una questione diversa. Se al termine di una sessione di allenamento siete molto stanchi perché avete lavorato bene e con intensità, allora significa che quella sessione è stata particolarmente efficace; se invece siete molto stanchi perché è la prima volta che vi allenate negli ultimi tre mesi, l'efficacia è minore. Ma un effetto c'è comunque: meglio fare esercizio fisico in maniera poco efficace che non farne affatto.

ATTIVITÀ FISICA E GRAVIDANZA

Praticare attività fisica in gravidanza non è dannoso; anzi, in assenza di patologie o gestazioni a rischio, è benefico e salutare. In Italia a volte si tende a consigliare alle donne incinta di riposarsi il più possibile e di non fare sforzi, ma non è il modo corretto di affrontare i mesi di gestazione, tanto meno se la donna in questione si è sempre allenata con costanza fino a quel momento.

Tra i benefici dell'attività fisica in gravidanza si hanno:

- contrasto all'aumento eccessivo di peso;
- prevenzione dei disturbi circolatori;
- controllo della postura;
- miglioramento dell'umore e gestione dello stress.

I benefici possono prolungarsi fino al momento del parto: avere i muscoli addominali allenati facilita il percorso del bambino e la produzione di endorfine concorre alla riduzione del dolore durante il travaglio. Non solo: numerosi studi hanno anche sottolineato come i bambini nati da madri con uno stile di vita attivo hanno più probabilità di nascere con peso e altezza nella norma.

Ovviamente, bisogna scegliere gli esercizi fisici con intelligenza e con metodo, e assecondare i cambiamenti che si verificheranno, settimana dopo settimana, nel proprio corpo, andando a modificare intensità e tipologia degli allenamenti via via che avanza la gravidanza.

In generale, si consiglia di:

- evitare esercizi in posizione supina;
- evitare esercizi a rischio caduta o a rischio traumi (anche la corsa);
- evitare sforzi troppo intensi e/o prolungati;
- assicurarsi di essere sempre idratate;
- evitare di allenarsi con temperature elevate;
- privilegiare esercizi in acqua (nuoto, aquagym), camminata a passo svelto, cyclette, esercizi aerobici per la gravidanza.

ATTIVITÀ FISICA E ALLATTAMENTO

Vale un po' quanto detto per la gravidanza (vedi pag. 126): è sempre salutare svolgere attività fisica, anche nel corso dei mesi di allattamento, ma è necessario avere delle accortezze.

Gli effetti benefici sono ad ampio spettro:

- FISICI
  recupero del peso forma;
  recupero del tono muscolare, in particolare del pavimento pelvico;
  aiuta il sistema cardiovascolare.
- PSICOLOGICI
  aiuta a contenere i livelli di stress;
  migliora la qualità del sonno;
  aiuta a prevenire la depressione post partum.

Se durante la gravidanza era fondamentale evitare possibili traumi, durante l'allattamento è molto importante evitare gli sforzi. Questo perché l'allattamento crea un aumento del fabbisogno energetico della donna, che per produrre il latte consuma più calorie. La regola cardine attorno a cui sviluppare un piano di allenamenti è dunque: moderazione. Non ci sono esercizi sconsigliati in assoluto, ogni donna può scegliere lo sport o l'attività che preferisce, l'importante è non strafare. E prestare particolare attenzione all'idratazione: garantirsi un corretto apporto di liquidi è fondamentale per la produzione e la qualità del latte!

NUTRI QUIZ DEL DOC

? ✓ !

NUTRI QUIZ DEL DOC

1. Qual è o quali sono le fasce d'età in cui è indicato svolgere attività fisica?

a. 6-17.

b. 18-65.

c. 65+.

2. Quale o quali tra queste attività sono più indicate per una donna in gravidanza?

a. Nuoto.

b. Corsa.

c. Sci.

3. Completa la seguente affermazione con la dicitura corretta: «150 minuti di attività fisica moderata settimanale sono...»

a. sufficienti per un ragazzo di 15 anni.

b. sufficienti per un adulto di 35 anni.

c. sufficienti per un adulto di 70 anni.

4. Quale o quali tra queste attività sono adatte per perdere peso?

a. Corsa.

b. Calcio.

c. Sollevamento pesi.

ATTENZIONE: le risposte corrette possono anche essere più di una o nessuna!

- UNO STILE DI VITA SANO: CHE COSA SI INTENDE?
- SEMPLICI CONSIGLI PER VIVERE BENE
- L'IMPORTANZA DEL SONNO
- È VERO CHE PER UN ADULTO È SUFFICIENTE DORMIRE MENO DI SEI ORE?
- QUALCHE TRUCCHETTO PER CHI NON RIESCE A ADDORMENTARSI
- LA FAME NERVOSA
- TECNICHE DI RILASSAMENTO: QUALI SCEGLIERE
- SGARRO E PASTO LIBERO: COME VIVERLI E COME GESTIRLI
- ALIMENTAZIONE E BENESSERE
- IL RISTORANTE: UNA QUESTIONE DI SCELTE
- ALCOL: MAI UNO SGARRO?
- È VERO CHE LA BIRRA FORNISCE GIÀ L'APPORTO DI CARBOIDRATI NECESSARI PER SOSTITUIRE UN PASTO?
- LA DIGESTIONE: SDRAIARSI O CAMMINARE DOPO I PASTI?
- UNA GIORNATA DA DOC

PARTE QUARTA

STILE DI VITA

UNO STILE DI VITA SANO: CHE COSA SI INTENDE?

Lo stile di vita è definito come quell'insieme di comportamenti e azioni che vengono messi in pratica da un individuo nella propria quotidianità. Stile di vita sano significa quindi seguire una serie di comportamenti che aiutano a mantenere fisico e mente in una condizione di salute e prevenire così il rischio di malattie. Significa aver introiettato delle abitudini positive, e seguirle ogni giorno, con costanza, in modo da preservare il proprio benessere.

In generale, ha uno stile di vita sano chi:

- segue una corretta alimentazione (vedi pag. 61);
- ha una vita attiva (vedi pag. 111);
- pratica attività fisica regolare (vedi pag. 114);
- gestisce o limita le fonti di stress.

Esistono poi una serie di «cattive abitudini» che sarebbe bene eliminare o quantomeno tenere sotto controllo, perché esercitano un'influenza negativa sulla propria salute andando a contrastare le buone pratiche appena citate.

In aggiunta a quanto detto, si consiglia quindi di:

- limitare il consumo di alcolici (vedi pag. 152);

- astenersi dal fumo;
- dormire un sufficiente numero di ore (vedi pag. 139).

Fermo restando che qualsiasi essere umano ha una maggiore o minore predisposizione a determinate patologie, un'ereditarietà che è bene tenere presente (se, per esempio, nella vostra famiglia ci sono stati casi di embolia polmonare o di tumore ai polmoni, fumare è una pessima idea), uno stile di vita sano aiuta a prevenire l'insorgenza di:

- malattie cardiovascolari;
- malattie gastrointestinali;
- diabete;
- ipertensione;
- obesità;
- artrosi;
- tumori;
- apnee notturne;
- infiammazioni.

E non si tratta solo di prevenzione di patologie fisiche. Uno stile di vita sano fa vivere meglio a trecentosessanta gradi, perché ci consente di disporre di maggiori energie e di essere meno stanchi o spossati nell'arco della giornata. È la mente stessa che ne trae beneficio, facendoci ragionare con più lucidità e coerenza.

I CONSIGLI DEL DOC

SEMPLICI CONSIGLI PER VIVERE BENE

Il primo e più importante consiglio è: siate moderati.

La moderazione sta alla base di qualsiasi buona pratica: non è necessario seguire piani alimentari restrittivissimi o andare in palestra tutti i giorni. E sì, si può anche esagerare di tanto in tanto con il cibo: se ci si lascia andare alla grigliata di Pasquetta o durante le festività non c'è niente di male, ma è decisamente insalubre farlo un giorno sì e uno no.

Fermo restando l'importanza della moderazione, ecco qualche consiglio semplice da seguire e fondamentale per vivere bene:

- seguire una dieta bilanciata (varia, sana, leggera);
- svolgere regolari esercizi fisici tra le due e le tre volte alla settimana (dalla semplice passeggiata ad attività più strutturate in palestra);
- superare gli 8000 passi giornalieri oppure andare in bicicletta tutti i giorni;
- idratarsi in modo corretto;
- dormire un sufficiente numero di ore;
- moderare il consumo di alcolici e astenersi dal fumo.

Ci sono poi una serie di consigli che afferiscono più all'ambito del benessere psicologico che a quello fisico, e sono ugualmente importanti. L'obiettivo è contrastare l'insorgenza dello stress, o quantomeno gestirlo. Ne elenco qui alcuni, ma con un'avvertenza importante: ciascuno di noi è diverso, ama svolgere attività diverse e si rilassa in maniera diversa, e dunque è dentro di noi che dobbiamo capire in primo luogo ciò che ci fa stare bene dal punto di vista psicologico.

- ritagliarsi del tempo per se stessi;
- praticare esercizi di rilassamento o di meditazione;
- non evitare le situazioni di convivialità;
- coltivare hobby e interessi;
- cercare di avere un rapporto sereno con famigliari e conoscenti.

L'IMPORTANZA DEL SONNO

Dormire (bene) è fondamentale per l'organismo. Quando si dorme, l'organismo si rilassa e recupera le energie, perché c'è una parziale riduzione di molte funzioni biologiche. Chiunque ha sperimentato in maniera empirica almeno qualche volta nella vita l'importanza del sonno: dopo una nottata insonne o in cui si è dormito in maniera insoddisfacente, si è stanchi, scontrosi, si ragiona male, e diventa difficile svolgere attività anche banali.

Tra le conseguenze benefiche del sonno ci sono:

- mantenimento in salute delle funzionalità cerebrali;
- sviluppo del sistema nervoso centrale;
- eliminazione delle tossine dal tessuto neurale;
- supporto ai processi mnemonici;
- regolazione dell'umore.

Attenzione, però: dormire correttamente non significa soltanto dormire un certo numero di ore, ma anche farlo con la giusta qualità. Le ore di sonno non sono tutte uguali: nel corso del nostro riposo notturno, si alternano diverse fasi, la REM e la non-REM (a sua volta divisa in quattro fasi distinte: N1, N2, N3, N4), ognuna delle quali corrisponde a un'attività neurale e a differenti effetti sull'organismo.

Senza addentrarci troppo nella questione, basti sapere che per il ristoro delle energie e per il benessere emotivo, la più importante è la REM, che corrisponde allo stadio di sonno più profondo. Chi si sveglia spesso nel corso della notte o ha un sonno molto agitato, molto probabilmente non sperimenta un lasso di tempo sufficiente di sonno profondo, a prescindere dal numero complessivo di ore in cui ha dormito.

Per verificare la qualità del ciclo del sonno, può essere utile monitorarlo con uno smartwatch. La gran parte di quelli in commercio possiede strumentazioni e funzioni adeguate allo scopo. Ovviamente, gli smartwatch non sono accurati quanto una polisonnografia svolta in clinica, ma possono essere utili come primo metodo di autocontrollo: se il monitoraggio con lo smartwatch dovesse riscontrare delle problematiche, si potrà poi prendere un appuntamento con uno specialista in disturbi del sonno.

Quello che in pochi conoscono è il rapporto tra sonno e alimentazione. È stato dimostrato che la qualità del sonno ha un effetto diretto sulla regolazione dell'appetito, e tutto dipende da due ormoni:

- leptina: prodotta dal tessuto adiposo, blocca lo stimolo della fame;
- grelina: prodotta dallo stomaco e dal pancreas, stimola l'appetito.

Dormire in maniera corretta fa aumentare i livelli di leptina e ridurre quelli di grelina, favorendo il controllo dell'appetito e il mantenimento del peso. Al contrario, dormire in maniera non soddisfacente fa aumentare i livelli di grelina e diminuire quelli di leptina, stimolando l'appetito. Questo non significa che chi dorme male aumenterà necessariamente di peso, ma di certo avrà più difficoltà a mantenere un peso stabile sul lungo termine.

È un aspetto che deve tenere presente chi si accinge ad affrontare una dieta dimagrante: chi vuole dimagrire e dorme bene avrà più facilità a farlo rispetto a chi non dorme bene.

NE SEI PROPRIO SICURO?

È VERO CHE PER UN ADULTO È SUFFICIENTE DORMIRE MENO DI SEI ORE?

Meno di sei ore è fortemente sconsigliato. A un adulto si suggerisce di dormire tra le sette e le otto ore, ma si tratta di un numero convenzionale che non considera le differenze di ciascun individuo e, soprattutto, la qualità e la profondità del sonno. A volte infatti è meglio dormire sei ore ma tutte di seguito piuttosto che otto ore intervallate da continui risvegli notturni.

L'unico modo per sapere se avete dormito un numero sufficiente di ore è prendersi qualche minuto per verificare le vostre condizioni al mattino: se vi sentite riposati, attivi, pronti per la giornata, allora molto probabilmente il sonno è stato soddisfacente!

I CONSIGLI DEL DOC

QUALCHE TRUCCHETTO PER CHI NON RIESCE A ADDORMENTARSI

Andare a dormire può essere un momento complicato: quello in cui davanti agli occhi scorre ciò che si è fatto durante la giornata, oppure in cui si inizia a pianificare gli impegni del giorno successivo; è quello dove è semplice farsi sopraffare dai problemi... e a quel punto, addio sonno!

C'è, però, qualche trucchetto che può essere utile seguire per evitare che il momento di coricarsi si trasformi in un vero e proprio incubo:

- CORICARSI SEMPRE ALLA STESSA ORA
  Abitua l'organismo a predisporsi al sonno.
- SMETTERE DI UTILIZZARE IL CELLULARE ALMENO MEZZ'ORA PRIMA DI ANDARE A DORMIRE
  La luce blu dello schermo limita la produzione di melatonina e gli stimoli audiovisivi possono eccitare il cervello.
- ATTENDERE ALMENO UN'ORA E MEZZA DOPO LA CENA PRIMA DI CORICARSI
  la digestione deve già essere ultimata per evitare reflusso e sonno agitato.

- BERE TISANE RILASSANTI (INFUSI SENZA TEINA O CAFFEINA, PREFERIBILMENTE CON CAMOMILLA, VALERIANA, MELISSA, PASSIFLORA O ALTRE ERBE RILASSANTI)
  Le bevande tiepide o calde aiutano a digerire, rilassano il tratto intestinale e idratano. In commercio esistono anche quelle con aggiunta di melatonina, che possono essere un valido aiuto per chi ha difficoltà a dormire (meglio però alternarle con quelle tradizionali, per un discorso di possibile assuefazione).
- FARE ATTIVITÀ RILASSANTI PRIMA DI DORMIRE
  Ognuno di noi si rilassa in modo diverso (lettura, meditazione, musica, rumore bianco), l'importante è che il corpo e la mente si predispongano al sonno.
- ALLONTANARE L'ATTIVITÀ FISICA DAL MOMENTO DI CORICARSI
  L'attività fisica mette in circolo l'adrenalina, meglio farla prima di cena.

In generale, il consiglio più importante è quello di crearvi una routine da seguire tutte le sere: in questo modo, l'organismo avrà introiettato un ritmo e sarà più semplice che risponda ogni notte nello stesso modo agli stessi stimoli.

LA FAME NERVOSA

La fame nervosa è quella tendenza a mangiare una quantità di cibo non necessario al nostro fabbisogno energetico per scopi diversi da quelli della soddisfazione alimentare e può essere considerata una reazione psicologica o psicosomatica che si verifica in reazione a determinate forme di disagio, anche generiche. Se vi suona famigliare, è perché chiunque di noi ogni tanto l'ha provata alla fine di una giornata-no, io per primo! Da un certo punto di vista, sarebbe improprio persino definirla «fame»: è un impulso che non parte dallo stomaco, ma dal cervello.

La fame nervosa si configura come:

- insistente;
- incontrollabile;
- non cessa una volta subentrata la sazietà.

Il classico esempio è quando, appena tornati a casa dal lavoro, ci fiondiamo ad aprire la dispensa e tiriamo fuori un sacchetto di patatine fritte; tempo tre minuti e le patatine sono finite senza che l'istinto a mangiare si sia placato. A volte la fame nervosa può essere focalizzata su un solo alimento (le patatine, nel nostro esempio), altre volte applicarsi al cibo in generale. Di certo è sempre scatenata da fattori psicologici, come stress, ansia, noia, tristezza, tutte emozioni piuttosto comuni.

E quanto ai possibili rimedi?

- avere una dieta bilanciata;
- fare cinque pasti giornalieri (3 principali + 2 spuntini);
- non avere in casa gli alimenti che ricerchiamo durante gli scoppi di fame nervosa;
- farsi seguire da uno psicologo o da un terapeuta per capire quali sono le motivazioni sottese a questa necessità.

L'ultimo punto è particolarmente importante. La fame nervosa è un meccanismo di tipo psicologico, quindi per combatterla è necessario individuare quali sono le cause e le emozioni che la scatenano o, se conosciute, attuare delle strategie per affrontarle e interiorizzarle. Un percorso terapeutico, in casi di questo tipo, è il supporto più adatto.

I CONSIGLI DEL DOC

TECNICHE DI RILASSAMENTO: QUALI SCEGLIERE

Dal punto di vista dei possibili benefici per l'organismo, non ci sono grandi differenze tra le varie attività a cui ci si può dedicare per rilassarsi: sono tutti supporti validi per gestire lo stress, contribuendo alla diminuzione dei radicali liberi, ovvero quelle sostanze che favoriscono l'invecchiamento cellulare e che sono comuni in un fisico sotto stress.

Ancora una volta è importante partire da se stessi e da ciò che piace. Ogni individuo può rilassarsi in maniera diversa: chi leggendo un libro, chi lavorando a maglia, chi camminando o facendo giardinaggio, anche mettendo in ordine una stanza. A volte quello che rilassa una persona può addirittura essere per un'altra fonte di agitazione.

Qualora le attività di questo tipo non fossero sufficienti o si volesse sperimentare qualcosa di più strutturato, esistono pratiche pensate specificatamente per il rilassamento. Tra le molte tra cui scegliere, si segnalano:

- yoga;
- training autogeno;
- mindfulness;
- tai-chi;
- meditazione.

Sono tutte pratiche che necessitano di tempo e impegno per essere padroneggiate, dunque non aspettatevi risultati immediati dopo la prima seduta, soprattutto se condotta in solitaria. Ma possono dare luogo a effetti benefici importanti e duraturi, oltre a essere consigliate a chiunque soffra di patologie infiammatorie.

SGARRO E PASTO LIBERO: COME VIVERLI E COME GESTIRLI

All'interno di un corretto piano alimentare, il pasto libero è quel pasto in cui si mangia liberamente, senza pensare alla tipologia e alla quantità degli alimenti. Lo sgarro, invece, è quel pasto libero in cui si esagera, mangiando tanto (troppo) o in maniera completamente errata dal punto di vista nutrizionale. Entrambi i concetti sono utilizzati soprattutto all'interno di una dieta dimagrante, quando, in un piano settimanale personalizzato, è indicato un pasto senza regole. In quei casi, viene semplicemente detto: «Mangia liberamente».

Anche se ci sono varie filosofie in proposito, io credo che sia il pasto libero sia lo sgarro possano avere effetti benefici sugli obiettivi a lungo termine di una dieta. Aiutano, infatti, a non vivere la dieta come punitiva e allo stesso tempo consentono di sfogare quelle voglie alimentari che chiunque può avere... e che è giusto di tanto in tanto assecondare.

L'importante è che lo sgarro sia effettivamente uno sgarro, cioè qualcosa di saltuario: un pasto, non un weekend intero. È un pratica con cui si esce da una routine alimentare consolidata, per poi però tornarci subito dentro; non deve sostituirsi a essa.

Il mio presupposto di partenza è questo: in un mese ci sono circa sessanta pasti principali, se di questi mangiate bene cinquantacinque volte e in maniera errata le restanti cinque, potete essere considerate persone che seguono un'alimentazione corretta. Se la routine è positiva, non è dannoso se una o due volte alla settimana c'è uno sgarro. Ovviamente, vale anche il contrario: se su sessanta giorni, mangiate male cinquantacinque volte e bene le restanti cinque, state seguendo un regime alimentare scorretto, pure se quei cinque pasti sono ricchi di vitamine e sali minerali.

ALIMENTAZIONE E BENESSERE

Il nostro rapporto con il cibo è uno dei pochi aspetti della vita con un forte impatto sulla salute che possiamo gestire in autonomia. Salvo rarissimi casi, nella nostra vita adulta nessuno ci obbliga a mangiare un alimento insalubre al posto di uno salubre, o mangiare esageratamente invece di farlo con moderazione.

Una corretta alimentazione non influisce in maniera positiva solo sul fisico, ma anche sul benessere psicologico. Nel dettaglio:

- aiuta a formare una routine, che è la base per avere uno stile di vita corretto;
- fa digerire meglio e con poco sforzo, limitando il dispendio di energie fisiche;
- fa dormire meglio e più profondamente, facendoci sentire meno stanchi e più riposati durante la giornata;
- essere più riposati ci fa prendere le decisioni in maniera più lucida, ci fa affrontare gli imprevisti con un piglio più positivo e in generale ci fa reagire meglio alle piccole difficoltà quotidiane.

Ovvio, la corretta alimentazione non è la panacea di tutti i mali e non bisogna fare di tutta l'erba un fascio: ho conosciuto persone in stato di grave obesità che stavano molto bene con se stesse e con il mondo, e persone normopeso e con un'alimentazione ottimale in preda a fortissimi squilibri emotivi. Ma, tornando al punto di partenza, mangiare correttamente è uno dei pochi aspetti della vita con una diretta influenza sul nostro benessere che possiamo gestire in autonomia.

Dunque perché non provarci?

I CONSIGLI DEL DOC

IL RISTORANTE: UNA QUESTIONE DI SCELTE

Non esiste tipologia di cucina (etnica, regionale, fusion...) migliore di un'altra quando si pranza o cena fuori: in quasi qualsiasi ristorante è possibile mangiare in maniera sana ed equilibrata oppure lasciarsi andare a piatti ipercalorici e ricchi di grassi saturi. Io consiglio sempre di scegliere il ristorante in base ai propri gusti e alle proprie voglie del momento.

Se, per esempio, andate al ristorante giapponese, non è necessario optare per un All You Can Eat, dove per definizione si è portati a mangiare molto. E davanti al menu potete evitare il maki fritto e ordinare dei gustosi uramaki philadelphia, avocado e salmone. O ancora: non siete obbligati a inondare i nigiri di salsa di soia.

Certo, se state seguendo una dieta dimagrante, in alcuni ristoranti può essere più difficile che in altri trovare dei piatti adatti. Per esempio, in una trattoria tradizionale lombarda è arduo imbattersi in una proposta con pochi grassi. E quando un paziente che sta affrontando un percorso dimagrante mi dice che andrà in villeggiatura in montagna, un po' di preoccupazione sull'esito del suo percorso mi viene... Però, a ben vedere, anche nelle trattorie milanesi o in quelle altoatesine il più delle volte un minestrone o una zuppa di verdure ci sono...

Nemmeno la pizzeria è da escludere a priori. È evidente che c'è una bella differenza tra una margherita e una prosciutto e zola; tra una pizza con le verdure grigliate e una salsiccia e patatine fritte.

In generale, è più semplice trovare menu che consentono opzioni più variegate in ristoranti di pesce o vegetariani: se andate in una braceria, nemmeno il taglio di carne più magro potrà mai competere con un'orata al forno con contorno di erbette.

Un trucchetto utile per non precludersi nulla ma allo stesso tempo evitare di esagerare con le calorie è chiedere le mezze porzioni: ormai sono molti i ristoranti che le preparano, ed è un ottimo modo per sperimentare piatti nuovi.

Per quanto mi riguarda, non dico mai ai miei pazienti di evitare di uscire al ristorante o di privilegiare una certa cucina rispetto a un'altra, nemmeno se sono alle prese con una dieta dimagrante. E non per forza la cena o il pranzo fuori è da considerarsi come pasto libero (vedi pag. 147). È sempre un discorso di scelte e di quantità.

ALCOL: MAI UNO SGARRO?

Esistono molti studi e molte filosofie di pensiero sull'alcol. C'è chi dice che bisognerebbe completamente bandirlo, arrivando a paragonare le pubblicità degli alcolici a quelle del tabacco negli anni Settanta-Ottanta, e altri che sostengono che un bicchiere di vino rosso durante i pasti male non fa. Di certo nessuno studio e nessun professionista affermano che è consigliato bere quanto e come si vuole, e c'è unità di giudizio anche sui superalcolici: bisognerebbe eliminarli completamente.

L'alcol non è un nutriente: il suo consumo non è utile all'organismo e alle sue funzioni. Anzi, è una sostanza tossica che il nostro corpo ha difficoltà a smaltire. Da qui derivano possibili problemi di tipo fisiologico: assumendone troppo e troppo frequentemente, l'alcol non riesce a essere metabolizzato e rimane a livello epatico, dove può creare a lungo andare steatosi, epatite alcolica, cirrosi epatica, ma anche tumori. È ancora una volta un discorso legato alla quantità: bevendo un paio di bicchieri alla settimana non si creano danni a livello epatico, ma aumentando le dosi è invece possibile che si verifichino degli affaticamenti epatici che nel tempo possono diventare tossici.

L'altro problema legato all'alcol è la dipendenza. Com'è noto, l'uso prolungato e continuativo di bevande alcoliche può dare come effetti dipendenza psicofisica e assuefazione, oltre a possibili danni al sistema nervoso centrale e disturbi di tipo comportamentale.

Tornando al mio campo, quello nutrizionale, in presenza di una dieta dimagrante tendenzialmente si sconsiglia di bere alcol per via delle calorie non necessarie: mentre beviamo, assumiamo calorie ma non ci saziamo, dunque poi bisognerà assumerne delle altre in forma di cibo. Inoltre, spesso, bere, soprattutto se fuori dai pasti, è accompagnato dal consumo di snack e stuzzichini, che vanno ad aumentare ulteriormente il consumo calorico.

Concludendo, il mio consiglio per quanto riguarda l'alcol è: estrema moderazione. È buona pratica ridurne il consumo, ma non me la sento di demonizzarlo. In assenza di patologie specifiche, l'ideale potrebbe essere concedersi un paio di bicchieri di vino o un paio di birre alla settimana, evitando quanto possibile i superalcolici.

NE SEI PROPRIO SICURO?

È VERO CHE LA BIRRA FORNISCE GIÀ L'APPORTO DI CARBOIDRATI NECESSARI PER SOSTITUIRE UN PASTO?

È una scusa che molti cercano di darsi prima di andare in birreria, ma la risposta ovviamente è: no.

Innanzitutto, le percentuali di carboidrati tra una birra e, poniamo, una pasta sono molto diverse: una birra fornisce in media 3 grammi di carboidrati per 100 millilitri, dunque una bottiglia da 330 darà 10 grammi di carboidrati; mentre 100 grammi di pasta ne forniscono tra i 20 e i 25 grammi, dunque c'è una bella differenza. Ma soprattutto la birra non sazia: dunque successivamente ci sarà bisogno comunque di assumere del cibo, molto probabilmente degli altri carboidrati.

LA DIGESTIONE: SDRAIARSI O CAMMINARE DOPO I PASTI?

Dopo i pasti è buona pratica fare una piccola passeggiata: mantiene lo stomaco in posizione verticale, che è la posizione migliore per facilitare la digestione, e il movimento blando del corpo che cammina aiuta il movimento dello stomaco che digerisce.

È invece sconsigliato sdraiarsi subito dopo aver mangiato, sarebbe bene attendere almeno un'ora e mezza, cioè il tempo che gli alimenti vengano digeriti e poi assimilati dall'organismo.

Se non è possibile camminare, sarebbe bene stare seduti formando un angolo di 45° tra il dorso e le gambe, per esempio su una poltrona reclinabile (da evitare invece la sedia, dove l'angolatura è di 90°). È un'altra posizione che facilita la digestione, utile soprattutto in presenza di reflusso gastroesofageo,

Se il movimento blando di una camminata aiuta il movimento dello stomaco, al contrario, l'esercizio fisico strutturato (corsa, palestra...) può essere controproducente: meglio aspettare per la canonica ora e mezza che gli alimenti vengano processati dall'organismo prima di dedicarsi allo sport. È questo il motivo per cui si consiglia di dedicarsi all'attività fisica prima di cena.

I CONSIGLI DEL DOC

UNA GIORNATA DA DOC

L'ho detto in moltissimi punti di questo libro: ogni routine alimentare deve essere personalizzata e basata sullo stile di vita e sui gusti dell'individuo che la pratica. Esistono quindi moltissime variazioni di «giornata sana» così come esistono moltissime differenze tra un essere umano e l'altro.

È vero però che esistono delle buone pratiche che, in assenza di patologie specifiche, fanno bene a tutti, e sono quelle da cui partire per poi adattarle alle proprie esigenze personali. Ecco quindi la mia giornata da Doc:

- svegliarsi sempre più o meno alla stessa ora;
- fare sempre colazione, con una parte liquida e una parte solida (latte + biscotti, yogurt + cereali, caffè + fette biscottate integrali e marmellata, tè + pane integrale e burro d'arachidi...);
- preparare un thermos o una borraccia da portare al lavoro per idratarsi durante la mattinata (si consigliano tè e tisane calde o fredde in base alla stagione, per una questione di gusto, ma ovviamente va benissimo anche l'acqua);
- ricordarsi di avere sempre a portata di mano durante la giornata un paio di snack salutari (barrette ai cereali o frutta secca) o frutta di stagione, in modo che qualora venisse fame sia possibile evitare le macchinette automatiche o il bar;
- organizzarsi il pranzo: se si mangia in mensa, compiere scelte oculate; se si mangia al ristorante,

sceglierne uno in cui è semplice trovare anche prodotti sani e leggeri. L'opzione migliore, se possibile, è consumare un pasto preparato la sera prima oppure degli alimenti pronti del supermercato scelti correttamente (polpettine veg, zuppe, minestre...);

- fare uno spuntino a metà pomeriggio (con uno degli snack o dei frutti portati da casa);
- svolgere una sessione di esercizio fisico (corsa, palestra, camminata strutturata, piscina...), da compiere prima dei pasti (durante la pausa pranzo oppure dopo l'uscita dal lavoro);
- comporre la cena in maniera corretta (non dovrebbe essere il pasto più importante della giornata). Se si è appena svolta una sessione di esercizio fisico, è buona pratica inserire qui la quota proteica giornaliera;
- preparare il pranzo per il giorno successivo (oppure, se non si avrà la possibilità di mangiare alimenti portati da casa, schematizzare la propria routine alimentare del giorno successivo);
- bere una tisana digestiva o rilassante prima di coricarsi. Oltre a rilassare e predisporre al sonno, aiuta a sopperire l'eventuale scarsa idratazione della giornata.

Attenzione però: la routine giornaliera deve essere vissuta come una cosa naturale. È qualcosa che ognuno di noi deve sentir nascere dentro di sé e che, quando viene seguita, fa stare bene fisicamente e in pace con se stessi psicologicamente. Ecco perché deve essere personalizzata in base ai propri gusti e organizzata secondo i propri impegni.

NUTRI QUIZ
DEL DOC

NUTRI QUIZ DEL DOC

1. All'interno di una dieta dimagrante, è preferibile:

a. Non andare al ristorante.

b. Andare al ristorante giapponese.

c. Andare in una trattoria tradizionale italiana.

2. Quale o quali tra queste attività è sconsigliato svolgere poco prima di andare a dormire?

a. Leggere un libro.

b. Guardare il cellulare.

c. Fare esercizio fisico.

3. Quale o quali tra questi comportamenti è fondamentale per avere uno stile di vita sano?

a. Seguire una routine quotidiana.

b. Non eccedere con gli alcolici.

c. Fare almeno 150 minuti di attività fisica settimanale.

4. Esiste una correlazione tra cattiva qualità del sonno e aumento di peso.

a. Sì.

b. No.

c. Tendenzialmente sì.

ATTENZIONE: le risposte corrette possono anche essere più di una o nessuna!

APPENDICE

QUALCHE PAROLA SULL'OBESITÀ

Tutto ciò che avete appena letto è stato scritto e pensato per una persona sana e senza patologie specifiche, normopeso o in leggero sovrappeso. Ho raccolto una serie di curiosità e informazioni di base, risposte a domande che mi vengono poste durante le mie visite in studio, per chi vuole togliersi qualche dubbio su alimentazione e nutrizione, sul vivere bene, in salute e in forma, e le ho accompagnate da esempi e consigli che aiutino a creare delle buone pratiche quotidiane. Buone pratiche che, con il tempo, possono diventare una routine virtuosa.

Ho scelto di non addentrarmi in discorsi legati alle varie patologie, perché farlo avrebbe significato snaturare la natura colloquiale di questo libro, ma prima di chiudere c'è un argomento che mi preme moltissimo affrontare, se non altro a grandi linee: l'obesità.

Secondo le recenti statistiche, più del 10% della popolazione residente in Italia di età compresa tra i 18 e i 69 anni è in stato di obesità. Più di quattro milioni di persone. A questi dati si deve aggiungere un ulteriore 32% di persone in stato di sovrappeso (40% tra gli uomini), il che significa che più di quattro italiani su dieci sono in eccesso ponderale. Quanto alle proiezioni per il futuro, non sono incoraggianti: queste percentuali sembrano destinate a salire, e l'obesità è stata definita una vera e propria epidemia.

A fronte di dati tanto preoccupanti, c'è però molta confusione su questi due termini (sovrappeso e obesità), quindi vorrei provare a sgombrare un po' il campo dagli equivoci. Per definire se un individuo è normopeso, sovrappeso o in stato di obesità, bisogna innanzitutto calcolare l'indice di massa corporea (IMC, vedi pag. 28): il proprio peso espresso in chilogrammi diviso il quadrato dell'altezza espressa in metri. Se il risultato dà un valore da 18,5 fino a 24,9 si è normopeso, se compreso tra 25 e 29,9 si è sovrappeso, maggiore di 30 si è in stato di obesità, la quale può a sua volta essere di primo grado ovvero lieve (30-34,9), di secondo grado ovvero moderata (35-39,9) e di terzo grado ovvero grave (oltre il 40). Negli ultimi mesi, comunque, si stanno valutando anche altri parametri per poter definire una persona «malata di obesità».

L'IMC non differenzia la massa grassa dalla massa muscolare. Se una persona è in uno stato di sovrappeso, ma questo sovrappeso è composto principalmente da massa muscolare, non è ovviamente nella stessa situazione clinica di una persona la cui massa è principalmente grassa. Ma, al netto di queste differenze, in generale più alto è l'IMC più quella persona può incorrere in patologie associate al peso, soprattutto cardiovascolari, determinando un aumento del tasso di mortalità.

Se per uscire da uno stato di sovrappeso può essere sufficiente impostare una dieta dimagrante e modificare lo stile di vita, seguendo le buone pratiche presentate anche in questo libro, per una persona in stato d'obesità la situazione è molto più complicata. Particolarmente importante dunque è che chi è in sovrappeso, soprattutto se nei valori più alti del range IMC, imposti una dieta dimagrante e tenga sotto controllo il proprio peso con attenzione.

L'OMS definisce ormai l'obesità come una malattia cronica: nel momento in cui si sviluppa bisogna conviverci per sempre, spesso infatti si può definire una persona «malata di obesità», come il diabete o l'ipertensione arteriosa. Significa che ci troviamo davanti a una patologia che deve essere tenuta a bada con una terapia (anche farmacologica) ad ampio spettro; non è sufficiente mangiare meglio, poco e muoversi di più. È inoltre statisticamente provato che la maggior parte degli individui obesi (il 90% circa) che perde peso in maniera anche importante tramite le dieta, nell'arco dei cinque anni successivi ne riprenderà una gran parte, se non addirittura tutti o di più. Le cause dell'obesità sono essenzialmente tre, spesso compresenti: alimentazione scorretta, vita sedentaria, predisposizione genetica.

La dieta e la corretta alimentazione sono sempre la base imprescindibile di qualsiasi strategia di contrasto all'obesità, ma in presenza di quadri clinici gravi dovranno essere accompagnate da una terapia farmacologica e/o, eventualmente, chirurgica (bariatrica). Esistono anche centri dedicati alla cura dell'obesità in cui è possibile essere seguiti da un team di specialisti ad ampio spettro (endocrinologi, psicologi, dietisti, chirurghi, cardiologi...).

È importante essere consapevoli di tutto ciò perché chi si trova in stato di obesità deve prendere coscienza di aver contratto una malattia e che dovrebbe dunque comportarsi proprio come farebbe con qualsiasi altra malattia: agendo con tempestività, consultando uno o più specialisti, impostando insieme a loro una terapia adeguata senza avere sensi di colpa se, seguendo una dieta dimagrante, il peso non cala più.

SOLUZIONI AI QUIZ

NUTRIQUIZ PAG. 57

1. Che cos'è la caloria?

a. La caloria è un'unità di misura dell'energia molto usata in nutrizione, anche se in realtà è un termine improprio perché indica la chilocaloria (Kcal). In generale, misura il contenuto energetico di ciascun alimento ed è quindi l'unità di misura fondamentale su cui fondare il proprio schema alimentare.

2. In quali tra questi piatti posso trovare delle fibre?

a-b-c. In tutti i piatti proposti posso trovare delle fibre. Nel primo sono presenti nei maccheroni integrali e nella passata di pomodoro; nel secondo negli spinaci e nelle patate al forno; nel terzo nella rucola e nei pomodorini.

3. Che cosa sono gli omega-3?

b. Gli omega 3 sono acidi grassi polinsaturi. Sono essenziali per il nostro organismo, devono necessariamente essere assunti tramite l'alimentazione e hanno diverse proprietà benefiche, tra cui il mantenimento del normale livello di colesterolo nel sangue e la protezione dai rischi cardiovascolari. Si trovano principalmente in pesci grassi come acciughe, aringhe, sgombro, salmone, sardine, trota e tonno, nelle noci e in oli vegetali come quello di colza, di lino e di chia.

4. Quali tra questi alimenti fornisce più proteine?

b. Tutti e tre gli alimenti forniscono proteine, ma in 100 grammi di petto di pollo si trovano 27 grammi di proteine, mentre, sempre per 100 grammi di prodotto, nel tofu se ne trovano 8 e nell'avocado 4,4.

NUTRIQUIZ PAG. 107

1. Se nella lista degli ingredienti compare uno di questi termini, in quali casi significa che vi trovate davanti a un prodotto zuccherato?

a-b-c. In tutti e tre i casi: fruttosio e galattosio sono monosaccaridi, mentre l'aspartame è un edulcorante artificiale.

2. Se seguo una dieta vegana, quale vitamina è utile integrare?

c. La vitamina B12, presente quasi esclusivamente in alimenti di origine animale, come carne di manzo, fegato, latte e uova. In ogni caso, per verificare il corretto apporto dell'integrazione è necessario sottoporsi a esami del sangue e consultare il medico curante.

3. Che cosa si intende per «corretta alimentazione»?

b. Salvo rari casi, non esistono alimenti insalubri in assoluto, esistono quantità e frequenze di assunzione non corrette. Per seguire una corretta alimentazione non è necessario eliminare qualcosa dalla dieta, bisogna però variare il più possibile gli alimenti al fine di ottenere un corretto apporto di macro e micronutrienti.

4. Quale o quali tra queste pratiche sono utili se si vuole dimagrire?

c. I prodotti integrali contengono una maggior quantità di fibre rispetto ai corrispettivi non integrali; inoltre, uno degli effetti delle fibre è aumentare e prolungare la sensazione di sazietà.

NUTRIQUIZ PAG. 131

1. Qual è o quali sono le fasce d'età in cui è indicato svolgere attività fisica?

a-b-c. L'attività fisica è consigliata a qualsiasi età, ci saranno tutt'al più delle differenze nell'intensità e nella frequenza delle sessioni d'allenamento. In assenza di patologie specifiche, è buona norma praticare attività fisica lungo l'intero arco della vita.

2. Quale o quali tra queste attività sono più indicate per una donna in gravidanza?

a. Il nuoto è una delle attività più indicate per una donna in gravidanza perché nell'acqua il peso del corpo diminuisce molto rispetto a quello reale, aiutando soprattutto durante gli ultimi mesi della gestazione, quando il rischio di lombalgie e sciatiche è alto. Il movimento in acqua inoltre diminuisce l'iperlordosi, aumenta la tonificazione muscolare e favorisce la circolazione. Dà inoltre sollievo a piedi e gambe, aiutando a contrastare la ritenzione idrica. A tutto questo si aggiunga che il rischio di traumi è molto basso.

3. Completa la seguente affermazione con la dicitura corretta: «150 minuti di attività fisica moderata settimanale sono...»

b-c. L'OMS raccomanda almeno 150 minuti di attività fisica moderata settimanale per qualsiasi fascia d'età sopra i 18 anni, over 65 inclusi. Per bambini e adolescenti, invece, il minutaggio aumenta, perché il consiglio è quello di dedicare almeno 60 minuti al giorno all'attività fisica (moderata o intensa).

4. Quale o quali tra queste attività sono adatte per perdere peso?

a-b-c. Per dimagrire è necessario aumentare il deficit tra le calorie consumate e quelle ingerite. Qualsiasi attività fisica aumenta il fabbisogno energetico ed è dunque adatta allo scopo. Più che una tipologia di attività da preferire a un'altra, sarebbe meglio parlare dell'intensità e della frequenza con cui la si pratica: maggiori sono intensità e frequenza, maggiore sarà il fabbisogno energetico e quindi più alte le possibilità di dimagrire.

NUTRIQUIZ PAG. 159

1. All'interno di una dieta dimagrante, è preferibile:

Nessuna delle tre. All'interno di una dieta dimagrante si può tranquillamente andare al ristorante, se lo si desidera, e si può scegliere la cucina che si preferisce: l'importante è prestare un po' d'attenzione alle pietanze ordinate e alle quantità.

2. Quale o quali tra queste attività è sconsigliato svolgere poco prima di andare a dormire?

b-c. È sconsigliato guardare il cellulare per evitare che il nostro cervello venga colpito da stimoli visivi e uditivi; la luce blu dello schermo inoltre limita la produzione di melatonina. Allo stesso modo, è sconsigliato fare esercizio fisico perché allenarsi mette in circolo l'adrenalina.

3. Quale o quali tra questi comportamenti è fondamentale per avere uno stile di vita sano?

a-b-c. Sono tutte e tre buone pratiche che, se abbinate a un'alimentazione corretta ed equilibrata, una buona gestione dello stress e l'astinenza dal fumo, consentono di seguire uno stile di vita sano.

4. Esiste una correlazione tra cattiva qualità del sonno e aumento di peso.

c. La qualità del sonno influisce su due ormoni implicati anche nel controllo del peso, la leptina e la grelina: dormire correttamente favorisce quindi il controllo dell'appetito e il mantenimento del peso. Questo, però, non significa che chi dorme male aumenterà di peso sempre e comunque, quel che è certo è che avrà difficoltà a mantenere un peso corretto sul lungo termine e che sarà probabilmente in preda a oscillazioni di peso.

Finito di stampare nel mese di agosto 2024
per conto di RCS MediaGroup S.p.A.
presso Rotolito S.p.A., via Sondrio 3, 20096
Pioltello (MI)
Printed in Italy